医院药学

高质量发展研究

何金汗　李　健　李　建◎主编

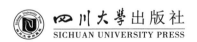

四川大学出版社
SICHUAN UNIVERSITY PRESS

图书在版编目（CIP）数据

医院药学高质量发展研究 / 何金汗，李健，李建主编 . -- 成都：四川大学出版社，2024.3
ISBN 978-7-5690-6738-5

Ⅰ．①医… Ⅱ．①何… ②李… ③李… Ⅲ．①药物学
—研究 Ⅳ．① R9

中国国家版本馆 CIP 数据核字（2024）第 068954 号

书　　名：医院药学高质量发展研究
　　　　　Yiyuan Yaoxue Gaozhiliang Fazhan Yanjiu
主　　编：何金汗　李　健　李　建

选题策划：唐　飞
责任编辑：倪德君
责任校对：龚娇梅
装帧设计：墨创文化
责任印制：王　炜

出版发行：四川大学出版社有限责任公司
　　　　　地址：成都市一环路南一段 24 号（610065）
　　　　　电话：（028）85408311（发行部）、85400276（总编室）
　　　　　电子邮箱：scupress@vip.163.com
　　　　　网址：https://press.scu.edu.cn
印前制作：四川胜翔数码印务设计有限公司
印刷装订：成都金龙印务有限责任公司

成品尺寸：170 mm×240 mm
印　　张：13.75
字　　数：263 千字

版　　次：2024 年 6 月 第 1 版
印　　次：2024 年 6 月 第 1 次印刷
定　　价：88.00 元

扫码获取数字资源

四川大学出版社
微信公众号

《医院药学高质量发展研究》编委会

序　一

2022 年 5 月 10 日，习近平总书记在庆祝中国共产主义青年团成立 100 周年大会上的讲话中指出："常制不可以待变化，一途不可以应无方，刻船不可以索遗剑。"这句话的意思是，固定不变的制度不能应对千变万化的社会。同样，新时期下的药学服务正以崭新的面貌不断发展进步，只有不惧改变勇于改革创新，才能跟上时代前进、实践创新的步伐。

在时代变革的关键时刻，医院应该引领药学部门加强学科体系建设，切实提供"以患者为中心、以临床诊疗需求为导向、以合理用药为目标"的药学服务，并在药品遴选、采购、质量管理与处方调剂、临床应用和评价等临床用药全过程中发挥出重要作用。此外，要加强药学科研转化，充分体现药师的专业技术水平，以此促进新时期药学服务高质量发展。

药学服务如何转型、药事管理如何进阶、医院药学发展如何提质增效、大数据态势下的"互联网＋"药学服务等，已成为各大医院和药学人严阵以待的重要命题。业内同仁迫切期望有一本关于医院药学高质量发展的参考书，四川大学华西医院临床药学部立足于西部最大的医院，应该承担起相应的责任。目前医院药学已经进入高质量发展阶段，立足于这样一个事关发展医药卫生事业的历史性阶段，本书从理论研究成果的铺陈开始，逐渐深入医院药学的实践案例，最后围绕医院药学高质量发展问题构建一个系统、完整的理论分析框架。先后进入讨论视野的问题：医院药学高质量发展的由来、客观性及意义，医院药学高质量发展的理论逻辑，医院药学高质量发展相关指标解读及应对策略，医院高质量发展与医院等级评审，公立医院绩效考核指标解读及应对对策，成本精细化管理及药学服务模式创新等。本书基于四川大学华西医院临床药学部的实践经验，整合其他医院的具体实施案例，详细介绍了国家相关的考核要求、医院等级评审、公立医院绩效考核下医院药学高质量发展的对策，以期帮助读者理解和实践医院药学高质量发展。

本书编委会特别邀请了知名综合医院的管理者、国家级医院评审专家、医疗质控专家、精益管理的实践者，以及药学领域的专家，共同探讨医院药学如

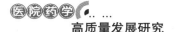

何转型，围绕基本药物使用、国家医保谈判药品落地、医保支付制度改革下的合理用药等核心问题，分析临床药师如何发挥作用、静脉用药调配中心的发展、院内制剂的困境、成本管控和绩效的难点等问题。专家们群策群力，为药学的服务能力提升贡献了宝贵的实践意见，让迈入高质量发展新时期的药学，焕发出更加强大的生命力。

　　本书的优点是对医院药学高质量发展涉及的内容讨论相对全面，对医院药学发展背后的轶事侃侃而谈，案例也娓娓道来，读者不会感到枯燥无味。缺点是本书未按一般教科书的逻辑顺序呈现，时间跳跃性强，知识体系的系统性不足。或者这也是本书的特点——满足信息化时代知识获取方式的多元化，提供更多搜索引擎上呈现得比较少的"干货"。在医院不断探索药学服务创新的过程中，一些问题也随之出现。如何紧扣高质量发展主题，着力提高药学服务质量和效率？"互联网＋"药学服务流程是怎么设置的？随着慢病长处方、电子处方的兴起，药学部门应该如何迎接这些模式带来的挑战？医院如何推动合理用药与多学科协作？怎样提高患者对药学服务的满意度？从本书编委中多位非药学专业专家的维度向外审视，医药政策频频亮相，学科交叉愈演愈烈，人工智能层出不穷，考核指标不断变迁，从而推动药学事业持续发展，使其广度与深度不断提升；从业内专家的维度向内审视，公立医院药学人才队伍逐步壮大，区域药学服务同质化发展稳步进阶，药学科研创新层出不穷，遵循价值医疗导向，"以患者为中心"的合理用药体系日臻完善。本书正是无数药学及相关专业工作者长期坚持、勇于探索与协同创新的成果。药学工作者秉持着特有的"工匠精神"，不断推动着公立医院在药事管理升级、药学服务转型、药师队伍建设、药医工交叉融合等方面快速发展，让本书具有较高的科学性和较好的可行性，可供医院管理者，临床药学和质控相关的研究人员、实践者和管理干部，大专院校师生，以及医院药学评审专家阅读参考。

　　人生之路，我们会遇见很多的人和物，而真心喜欢的人和事不多，有时候，遇到了，又因各种原因错过；拥有了，又在失去时才懂得。我想，每个人的生命中，都会遇到这样的人和事，没有给出承诺，但付出的比那些给出承诺的人更多。医院药学的高质量发展，我们永远在路上，那就让我们在路上有一本实体书作伴吧，那就是这本《医院药学高质量发展研究》！

2023 年 11 月

序 二

随着医疗技术的不断进步和人民健康需求的日益增长，医院药学作为医疗体系中的重要环节，其高质量发展成为了行业关注的焦点。2019年《国务院办公厅关于加强三级公立医院绩效考核工作的意见》颁布，公立医院改革进一步深化，国家考核、医院等级评审、临床重点专科建设等一系列评审指标对医院药学提出了更高的要求，一些医疗机构药学领域的管理者和从业者也期望有一本相关的专业书籍可供实践时参考。在这样的背景下，《医院药学高质量发展研究》一书应运而生。

《医院药学高质量发展研究》旨在为药学领域的管理者和从业者提供有益的参考和借鉴，推动医院药学向更高水平发展，包括加强基础研究，提升药物创新能力；优化药物研发流程，降低成本；强化药品监管，保障公众用药安全；推进产学研一体化发展，加速科技成果转化；加强国际合作与交流，提升我国药学领域的国际影响力等，为药学领域的发展提供有力的理论支撑和实践指导。

本书在内容撰写上，先对医院药学的历史沿革和发展现状进行了概述，为后续的深入分析提供了背景资料。在此基础上对等级医院评审现场部分药学相关条款进行了标准解读，并结合实战经验逐一对药学相关条款、应知应会检查要点等进行深度剖析，其中涵盖了2020年条款和2011年条款的对比，从中可以找到医院药学高质量发展的脉络和路径；在二级、三级公立医院绩效考核相关指标方面，也以表格形式详细呈现和分析了药学相关的核心指标及应对策略。以上都为读者提供了丰富的理论和实践经验。

创新和人才是推动医院药学高质量发展的关键，包括创新服务模式、提升服务品质、优化服务流程等方面，这些内容本书中均有提及。例如，静脉用药调配配中心的发展，其在开拓新的药师服务空间、增强药学从业人员的业务能力、提供临床药学实践平台、促进科教融合等方面都是值得关注和探讨的。在创新求变方面，中药剂型的创新、医院制剂的转化都是医院药学高质量发展过程中需要思考和面对的。随着医院药学从"以药品为中心"向"以患者为中

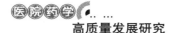

心"转变，对药学人才的专业素养和服务能力提出了更高的要求。由何金汗教授带领团队编写的《医院药学高质量发展研究》从多个角度对上述内容进行了一定深度的探讨。

希望本书能够激发更多学者和实践者关注医院药学的发展问题，共同探索和实践医院药学高质量发展的路径和方法。感谢所有为本书出版做出贡献的专家学者和工作人员，感谢你们的辛勤付出和支持！

在此，我诚挚地希望广大药学领域的管理者和从业者能够阅读本书，将其中的理论应用于实践，不断探索和创新，共同推动医院药学的高质量发展。同时，也希望本书能够为医院药学领域的学术研究和实践工作提供有益的参考和借鉴，为我国医疗事业的繁荣和发展做出更大的贡献。

2023 年 12 月

目　录

第一章　医院药学高质量发展概述

根据党的十九届五中全会会议精神，我国已进入高质量发展阶段，"十四五"时期经济社会发展以推动高质量发展为主题。其中，重点任务包括建设国家医学中心和区域医疗中心，推动国家医学进步，带动全国医疗水平提升，须以满足重大疾病临床需求为导向，重点发展相关临床专科。随着新医疗改革（以下简称"新医改"）的深化、医药事业的发展和诊疗模式的转型，医院药学工作同样面临着新的挑战与机遇，药学部门也承担着越来越重要的改革任务。

第一节　药学发展的机遇与挑战

加快药学服务高质量发展，要求医院药学的工作重心从"以药品为中心"转变为"以患者为中心"，从"以保障药品供应为中心"转变为"在保障药品供应的基础上，以重点加强药学专业技术服务、参与临床用药为中心"。其核心在于通过模式的转变进一步强化药师职责，全面提升药学服务能力，促进药学服务贴近患者、贴近临床、贴近社会。

一、药学转型过程中存在的问题

虽然医院药学发展的方向很明确，但其在具体转型的过程中仍存在很多问题。

（一）药师知识结构欠缺

国内的药学本科生培养一般以药学课程为核心，以临床医学课程为辅助。药学本科生课程以化学和药学类为主，如生物化学、物理化学、分析化学、有

1

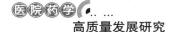

机化学，以及药理学、药剂学、药物化学、药物分析等，而临床医学课程在药学本科阶段教学中的培养和重视程度均不足。同时，长期以来，大多数医院药师，特别是老一辈药师，以"保障供应型"的调剂工作为主，医院对药学部门的要求仅停留在"发对药、发好药"的层面上，导致药学专业细分不足、人才队伍量少质平、学科内涵单一薄弱，而转型的目的在于开展高质量药学服务，要求医院药师须"走向临床，面向患者，懂医学、精药学"。因此，在当前的具体工作中，高质量药学服务的开展不仅存在阻力，同时还凸显出传统药师知识结构欠缺的短板。

（二）高层次医院药学人才欠缺

《医疗机构药事管理规定》（2011 年版）对医疗机构临床药师数量提出了要求，而且从政策层面鼓励药学部门开设临床药学服务项目。2019 年，国家卫生健康委员会（以下简称国家卫健委）对全国三级公立医院开展绩效考核，发现临床药师占卫生专业人员的比例仅为 3.90%，且存在区域差异。不仅如此，临床药学服务能力不足、欠缺支撑工具等因素，也或多或少地阻碍着医院药学的高质量发展。2022 年 4 月，福建省医疗保障局印发《关于在省属公立医院试行药学服务收费政策的通知》，在实施背景中提出，"临床药师队伍数量规模还不够充足，全面支撑为患者单独直接提供药学服务的体系尚未形成，患者体验服务的认同感和获得感还有待于进一步增强"。总的来说，打铁必须自身硬。

（三）药品"零加成"政策的影响

自 2017 年以来，全国各省市相继落地公立医院药品"零加成"，药学部门从以前的盈利部门变成了成本部门。药品"零加成"政策除了给医院运行带来影响，同样给医院药学的学科发展带来巨大冲击，具体表现在：①学科地位下降；②学科发展受创；③政策支持力度不够。从"零加成"政策早期试点医院的实践来看，政府平均补偿的水平仅在 60%～65%，远达不到"零加成"以前的收入水平。同时，我国药师法尚未颁布，药学服务费尚未全面收取，临床药师制度亦不成熟，以上种种问题均可能导致药学学科越来越不受医院重视，甚至可能出现"一刀切"的极端做法，将药学部门整体托管给第三方公司，最终进一步加重人才流失，造成学科萎缩。

二、药学转型过程中医院药学发展的方向

机遇总是与挑战共存，药学学科必须主动调整转型，重新审视学科内涵，提高专业水平，适应和服务新医改的需要，方可为药学学科发展赢得转机。

（一）加强专业知识学习，提高专业技术水平

医院药师须加强专业知识学习、提高专业技术水平，在转型中开拓进取，同时避免在转型中掉队。

（1）通过"走出去，请进来"策略，选派科室骨干及优秀药师，以线上或线下的方式学习进修，夯实创新型医院药学服务与药事管理技能；邀请院外专家进行授课与指导，提高科室人员业务能力。

（2）举办学术讲座，邀请院内临床科室、检验科室、放射科室等专家进行学术讲解，培训药师临床思维；鼓励药师开展病例讨论，进行临床多学科交流。

（3）开展学习培训及各种技能比赛，帮助药师补齐知识短板，贴近患者、贴近临床、贴近社会。

（二）培养临床药师，大力开展临床药学

近十年来，我国三级公立医疗机构中的临床药学发展非常迅速。临床药学的根本目标是保障合理的药物治疗，要求有效、安全、经济、精准。随着现代医学分工越来越细，具有不同专业知识结构和理论体系的专业人员在整体医疗服务中的角色都应有明确的定位。而在个体化药物治疗、药学信息检索与宣教、药事管理政策解读、药物不良反应识别、循证药学与药物经济学比较等方面，则需要临床药师深入参与临床药物治疗，直面患者，从而提供高质量药学服务。引进、培养高层次、专业化的临床药师，可在医院药学发展转型中起到"桥头堡"与"先锋队"的作用。

（三）以患者为中心开展创新型药学服务

医院药学须跳出既往"重物资，轻服务"的模式，充分利用临床药学学科与平台，常规开展临床查房、临床药物监测、医护患用药教育，重点抓医院药事管理与合理用药前置，创新开展药学门诊、居家药学服务、"互联网＋"药学服务等。尽管药学服务费用目前尚无全国统一的政策，但可先构建模式，继

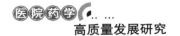

而转变并提高医患心中药师的属性与地位。

（四）顺应 DRGs/DIP，充分发挥药师作用

尽管"零加成"政策实施之后药学部门变成了一个成本部门，但药师在医院的地位依旧举足轻重。首先，医药不分家，门诊、住院调剂是医院必不可少的一项工作；其次，在政策指引下，如今的临床药学也不能同日而语，其在临床中不可或缺；最后，在医院运营管理过程中，无论是按疾病诊断相关分组（diagnosis related groups，DRGs）/按病种分值付费（diagnosis intervention packet，DIP），还是临床路径，只要存在用药不合理现象，就有药师发挥作用的空间。而且在实行 DRGs/DIP 之后，药品支出的多少影响科室最终运营收益，这对于药师来讲是一个机遇。协助临床科室用最经济、有效的药物帮助患者尽快康复，是药师价值的重要体现。

（何金汗　宿怀玉　李建）

第二节　医院高质量发展中的药剂科定位

一、医院高质量发展中的药学部门定位

医院药学部门的发展离不开医院的整体提升与支持，药学部门发展也助力医院高质量发展。从作坊式制剂到药物研发，从药剂科到药学部门，在药物集采常态化与制度化、新医改不断深化、药品"零加成"等大趋势下，各家医院的药学部门在医改大潮中砥砺前行。

公立医院是我国三类医疗卫生机构中的一支重要力量。公立医院的发展质量直接关系人民群众能否享受到满意的医疗卫生服务。公立医院改革的结果直接决定新医改的成败。医院高质量发展要求：①坚持基本原则，以人民健康为中心，坚持基本医疗卫生事业公益性；②明确重点方向，向重大疑难领域进军，结合医疗资源和群众需求，重点在短板弱项方面下功夫，努力提高质量水平；③找准实施路径，在发展方式上由规模扩张型转向质量效益型，在管理模式上由粗放的行政化管理转向全方位的绩效管理，在资源配置上从重点投向基础设施和医疗设备逐渐转投向人力资源发展；④突出建设重点，围绕社会需

求，统筹安排并着力推动重点专科群建设，强化网格化建设布局和规范化管理。

相应地，医院药学部门不仅需要积极转型、重新定位、与医院高质量发展的方向相一致，还应避免发展误区。

（一）临床药事管理部门以患者为中心

临床药事管理部门以患者为中心，以质优价廉为原则，优化新药进院遴选流程；优化药品管理，做好账实相符和药品质量控制；常态化医嘱审核与合理用药评价，为患者用药保驾护航。

（二）补全科室短板，提高学术水平

营造药学部门学术氛围，开展培训与外送进修，鼓励学习与学历提升，鼓励职称晋升，鼓励药师积极向临床、向患者开展服务，全方位提高药学部门专业技术水平。

（三）开展精准管理，实施绩效考核

药学部门需抓好自身发展重点，在医院整体运营成本严控的大环境下，精细化排班和管理；打破既往“大锅饭”政策，重工作质量和工作难度，实施绩效考核策略。

（四）推动重点学科建设

对于药学学科的发展，应统筹安排、集中规划，以科室优势力量为突破点，以为患者合理用药为落脚点，抓科研教学，打造药学学科优势；药师网格化对接临床药事管理数据，做好沟通与实时反馈，在全面提升药学学科优势的同时，促进学科全面发展。

二、医院高质量发展的药学担当

现代医院药学的内涵包括药事管理与药学服务两个重要方面。2018 年 11 月 21 日，国家卫健委、国家中医药管理局发布了《关于加快药学服务高质量发展的意见》，进一步为医院高质量发展中医院药学的担当指明了方向。医药不分家，药学部门依然需保留物资储存与调配工作，服务与发展同行，助力医院发展。因此，在“十四五”医院高质量发展过程中，药学人员需在降本增

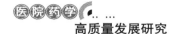

效、优化药品供应、发展临床药学与药学服务、注重学科建设等方面进行积极探寻。

（一）降本增效

随着"零加成"政策的落地，医院药学部门从曾经的利润部门变成了成本部门，而药学人员在真正能开展高质量服务之前，学科地位在医院中大幅下降。药学部门应一方面做好专业水平和服务质量的提升；另一方面对于一些非技术性的工作，如配药、拿药、刷卡、药品院内运送等，可让工勤人员或第三方服务人员完成，减少人力资源成本。此外，也要加大医院药房信息化建设，提高工作效率。同时建设静脉用药集中调配中心（以下简称"静配中心"），通过静脉用药集中调配降低成本。静配中心可将护士从日常繁杂的输液工作中解脱出来，护士不用再承担配药工作。

（二）优化药品供应

药品是新医改的重中之重，是"三医"联动的关键环节。目前公立医院改革，也是围绕药品价格进行的机制性改革。药品供应问题主要集中于三类药品：一是基本药品，二是带量采购药品，三是紧缺药品。基本药品和带量采购药品是焦点和难点所在，基本药品目录和带量采购药品种类都在不断调整和扩大中，但基本药品使用量和带量采购药品使用量一直是大问题。目前的政策普遍采用强制性规定，医院药学部门须做好基本药品和带量采购药品的实时监控，做好临床数据沟通反馈。同时，药品的供应应充分体现以患者为中心，调动临床医师积极性，提高诊疗合理性。

（三）发展临床药学与药学服务

2021 年《国务院办公厅关于推动公立医院高质量发展的意见》提出，"支持公立医院优化收入结构，提高医疗服务收入（不含药品、耗材、检查、化验收入）占医疗收入的比例"。药师应该走出柜台，走向临床和患者，主动开展临床药学服务，进行处方医嘱审核、药物合理性评价、患者的依从性和用药效果评价和随访、循证药学和药物经济学评价等。

国务院新闻办在 2021 年 6 月举行的国务院政策例行吹风会上表示，2021年内全国 30 个试点城市将开展 DRGs 付费。同年，国家医疗保障局发布《关于印发 DRG/DIP 支付方式改革三年行动计划的通知》（医保发〔2021〕48号），对 DRG/DIP 付费结合药学监护实践做出明确要求，临床药师应深入临床，指导临床医师精准选择及更加注重合理使用药品，规范用药行为，特别加强了对辅助用药适宜性、用法与用量及联合用药适宜性等方面的严格把握，这为临床药学的发展进一步带来了机遇。

药学部门除了开展药品供给及临床试验研究外，还可增设药学门诊，包括各疾病领域的药物治疗管理门诊、在线药学咨询服务，设置药学服务收费项目，探索"智慧药房""智慧库房"；建立提高临床药学服务质量的绩效考核制度，创新药师职称晋升和薪酬制度，促进医院药师职业持续发展。

（四）注重学科建设

随着市场经济的发展和医疗卫生事业的全面改革，医院面临着严峻的挑战。医院必须提高以技术含量为主的医疗服务质量，才能在激烈的竞争中得到巩固和发展。要使医院药学部门助力医院高质量发展，需形成合力，发挥优势，强化和延伸药学服务内涵，为社会提供优质的药学服务，增强学科优势，提高竞争力。

1. 基于基础设施和创新型管理模式

以学科技术发展的需要逐步添置新设备为原则，完善基础设施建设，不断提高药学服务环境。加强药房"6S"管理，科学化管控药品的储备与调剂，做好质控；开展"智慧药房"实践，通过引进自动发药机和全自动单剂量包药机、打造智慧颗粒剂药房、开展代煎代煮等方式，全方位提高中西药房服务水平，减少患者排队时间和调剂差错。引进第三方物流系统，将配送服务外包，降低药品物流成本。引入 SPD 药品全流程追溯，实现"一码到底"，构建安全的调配环境；建设静配中心，降低护士时间成本，构建专业的配方环境。

2. 加强药师人才队伍建设，推动学科发展

医院药学应通过多途径发挥作用，一方面主动吸收高水平、高层次、高学历的药学人员；另一方面注重进行临床药师的规范化培养，加强人才的进取、自觉、团队联合和凝集性，多项并举发掘人才潜力，实现人才体系化，促进医院药学学科的进步。

邀请院内外专家学者到院进行学术讲座、用药指导、科研项目指导等，尽快提升医院年轻药师的业务水平。鼓励药师积极开展创新性工作，科室绩效应向工作难度大、质量高、创新性强的部分倾斜。科室应形成注重业务学习的氛围，定期开展专题讲座，通过技术操作考核、比赛等形式，提高药学人员的理论与实践水平，逐步形成一支既拥有严谨专业作风、高尚医德、精湛技术的学

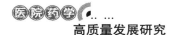

科带头人，又是老中青相结合的稳定技术人才队伍。

3. 重视科研和教学，促进学科发展

重点学科是医院开展医疗、科研、教学活动的主战场，在医院的发展中起着榜样和带动作用，是医院的品牌标志，对医院发展具有推动意义。面对新的药学服务需要和发展，医院从建设的长远出发，分析社会发展的趋势，做好科研和教学，形成学科特色，把重点学科建设作为药学部门的重点来抓，增强建设药学重点学科的紧迫感和危机感。加强医院药学重点学科建设也是提升医院重点能力、推动医院医疗技术水平发展的重要能量源泉。

（何金汗　李燕　李建）

第三节　以静配中心为例，促进医院药学高质量发展

一、我国静配中心的提出与建立

2002 年 1 月 21 日，由卫生部、国家中医药管理局颁布的《医疗机构药事管理暂行规定》（卫医发〔2002〕24 号）首次提出了静脉用药集中调配的概念，其中第二十八条规定，医疗机构要根据临床需要逐步建立全肠道外营养和肿瘤化疗药物等静脉液体配制中心（室），实行集中配制和供应。这说明建立静配中心是医院药学发展的方向之一，而且意义深远。为指导医疗机构加强静配中心的建设与管理、规范临床静脉用药集中调配行为、保障用药安全、促进合理用药，2021 年 12 月 10 日，国家卫健委办公厅组织制定了《静脉用药调配中心建设与管理指南（试行)》。

二、我国静配中心建设情况

据不完全统计，我国至今已有 2000 余家医院建立了静配中心。按照每家医院静配中心服务床位 1500～2000 张计算，我国现有静配中心服务床位共 300 万～400 万张；按每天每床 2.8～4.0 袋（瓶）计算，静配中心每天调配输液量840 万～1600 万袋（瓶）。

1999 年，我国第一个静配中心在上海市静安区中心医院建成并投入使用，

虽然规模较小，但上海多家医院都相继筹建静配中心。目前，上海是我国二、三级医疗机构建立静配中心比例较高的城市，且多数静配中心建设较规范。广东、湖北、江苏、山东、河南、安徽、云南等省建立的静配中心也较多。其中，云南是我国最早组织专家对静配中心建设进行督导评估的省份，也是最早解决静脉用药集中调配药师服务收费问题的省份。早在 2006 年 4 月，云南省便设置了静配中心收费项目和收费标准，使得静配中心工作人员的劳动价值得以体现。

我国静配中心和静脉用药集中调配工作模式总体发展方向正确、运行良好、作用显著；药师对静脉用药集中调配的工作模式也已逐步适应，专业技术作用也在逐步发挥，大幅提升了医疗机构的成品输液质量，促进了合理用药，维护了患者的用药权益，达到了预期的静配中心建设目的，取得了明显的社会效益。静脉用药集中调配工作模式已得到患者、社会各界和广大医务人员的普遍认同。

三、我国静配中心自动化、智能化设备的发展前景

近年来，机械化、自动化、智能化技术已经越来越多地应用到静配中心的各项业务中。静配中心的自动化、智能化设备主要包括智能针剂库、统排机、盘点机、贴签机、半自动配液机、全自动配液机器人、成品输液自动分拣机等。其优势在于：①减少静脉用药调配成本，包括人员成本和场地成本等；②减轻工作人员的负担；③增强工作人员的安全性；④降低静脉用药调配差错率等。随着国内医院静配中心的不断发展壮大，对自动化调配设备的需求也大大增加，其供应量也将不断增多。目前此类设备在静配中心实践运用中的安全性和准确性已经得到多数医务工作者的肯定。由此可见，自动化调配设备将会取代一部分静配中心工作人员的日常工作。但此类设备目前仍存在一些缺点，如价格昂贵、不同类型药物需要在不同设备上调配，以及自动化配液机器人对不同非整支药品调配有局限性，调配速度有限，不能完全替代熟练的工作人员等。但随着科学技术的发展，相信在不久的将来此类设备会进一步更新，降低成本、提升投资回报率，为医疗单位创造更高的社会经济效益，同时也发挥其更大的临床应用价值。

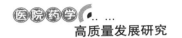

四、我国静配中心相关学术研究

静配中心工作人员始终在不断探索适合我国医疗现状的静配中心管理和工作模式。近年来，在医院药学服务及相关学术研究上取得了较大成就，出版了静配中心建设和调配技术指南培训的相关教材，以及基础知识问答、工作模式优化及验收等方面的专著，如吴永佩等主编的《临床静脉用药调配与使用指南》《全国静脉用药集中调配工作模式与验收管理培训教材》，刘新春等主编的《静脉药物配置中心临床服务与疑难精解》《静脉用药调配中心（室）教程》，米文杰等主编的《静脉用药集中调配基础知识问答》，何金汗等主编的《现代医院静脉用药调配中心的经营管理》等。近 20 年来，有关静配中心的研究越来越受到关注，相关人员也发表了大量关于静配中心的研究文章。根据中国知网数据库，截至 2023 年，共发表相关文章 3326 篇。其中主要涉及合理用药（1329 篇）、药学服务（271 篇）、质量控制（178 篇）、管理模式（165 篇）、耗材（31 篇）等相关领域。通过对我国静配中心的相关学术研究，建立标准的管理模式，加强实验室质量控制研究及落实职业暴露防控方案，是提高成品输液质量、保障临床合理用药的重要手段，可以为静配中心健康发展奠定基础；强调药学服务核心、精简管理模式、建立标准的管理机制等是未来该领域的研究热点。这些相关研究成果都为我国静配中心的建设和发展提供了一定的管理依据和理论参考。

五、静配中心促进医院药学高质量发展

（一）显著促进临床工作

1. 保障药物质量，促进合理用药

安全用药需要遵循"5R"原则，即正确患者、正确药品、正确剂量、正确给药途径、正确给药时间。静脉用药正确、及时不仅可以促进患者康复，而且能发挥挽救生命的重要作用。若错误使用将带来不利影响，甚至危及患者的生命安全。传统的静脉用药调配由护士在环境相对洁净的治疗室中暴露进行，易受细菌和微粒的影响，很难确保调配质量。集中调配静脉药物可充分体现"精心调配，安全用药，服务群众"的药学服务宗旨。首先，在环境洁净度达万级、局部洁净度达百级的洁净台上操作，统一集中调配，静脉输液质量大大

提高，为用药安全奠定了基础。其次，不断健全和完善专业管理技术规范。调配软件与硬件管理日益规范完备，从审方到送药、调配操作、记录，静配中心的软件管理不断强化，能够在实践过程中精准进行各项操作，极大地提高调配质量，避免不良输液情况。最后，药师可充分保障用药安全。审方药师可从药物的稳定性与相容性方面进行审核，确保合理用药，促进药物治疗有效性的显著提高。医院合理用药是新医改的重要组成部分。当前，我国医院用药领域存在管理不严格、约束力不强、药品管控不具体等问题，导致药物治疗过程中出现不规范用药、过度用药等不合理用药现象。静配中心可充分发挥临床药师的作用，在软件审核的同时进行人工审核，并对不合理用药医嘱进行在线干预，有效促进临床合理用药水平的提高。临床药师还应不断提升与重点科室及临床医师的药学交流效率，加强对重点药品不合理用药监测，以事前防控纠错为主、事后点评分析为辅，通过技术干预结合行政干预，促进临床合理用药水平持续提升，保证医嘱合理性，真正体现出"以患者为中心"的药学服务精神。静配中心建立多重核对系统，整个药品使用过程经过药师和护士的多重核对，统一打印标签，这将显著降低调配错误发生率，最大限度地保证患者的用药安全。

2. 优化调配力度，便捷工作流程

静配中心设置的岗位均有对应的职责和注意事项。每一步操作都必须严格、规范地执行，每个环节均需要前后复核，尤其在关键环节，要求双人查对复核签字。按工作环节设岗，工作环节大致分为管理、审方、排药、待配药查对、调配、成品输液核对，以及标识制作复核、药品管理、耗材管理等。从排药至调配成成品输液至少要经过 5 次核对。每个岗位所做的事都留有可查的痕迹标识，不仅提高了个人工作责任心，还搭建了团队风险屏蔽网。同时，院内局域网办公快捷、高效，建立了 3 个互动工作平台，包括医师工作平台、药师工作平台、护士工作平台。用这 3 个平台把医师、药师和护士整合成一体，既上下联动又相互制约，克服了空间、时间、人员转换给工作带来的巨大不便，实现了相关工作者之间高效的业务处理和业务对接，真正意义上实现了传统静配向现代静配的转变，工作便捷度得到大大提升。

3. "解放"科室护士，提升护理质量

静配中心现代化的流程管理及操作代替传统护理常规技术操作，由药师进行静脉用药的调配，大大节约了护士分散式输液前取药、药品准备及调配等的时间，科室内的护士被"解放"出来，拥有更多的时间进行医疗服务，有利于

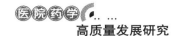
提高护理服务的质量。相关研究的调查结果显示，传统方式调配成品输液花费了大量的人力和时间，85％的护士用于输液的时间超过总工作时间的75％，而真正用于临床护理的护理人力及时间相对较少，严重影响了临床护理质量，降低了医院整体的护理水平。静脉用药集中调配将节省的护理人力还给了患者，相当于增加了36.8％的护理人力用于临床护理，使护士有更多的时间投入护理工作中。这也可以使护士重新分配工作内容，节约的时间和护理人力可以用来加强危重患者的护理，护士能有更多的时间与患者进行交流、沟通，也方便护士为患者提供更专业的护理服务，从而有助于提高医院临床护理服务质量。

4. 防止职业暴露，避免环境污染

药物调配过程中产生的微粒、粉末会散布在环境中，长期吸入这些微粒会对护士的身心健康造成严重危害。有研究指出，从事肿瘤专业的医务人员会伴有白细胞减少、脱发等症状，且接触抗肿瘤药物时间越长，症状越明显。在既往的药物调配工作中，由于统一的工作场所与人员缺乏，基本防护设备的配置上存在一定难度，工作人员的职业风险增加，尤其是调配一些不常见且具有刺激性的药物或化疗药物、细胞毒性药物时，工作人员暴露于职业环境中，容易出现胃肠道反应、药物过敏反应等不良反应。静配中心成立以后，建有专门的药物调配环境，房间中设置有水平层流洁净工作台、紫外线灯、生物安全柜、过滤和通风系统、自动消毒机、中央控制空调等全套清洁消毒的防护设施设备，在药物调配时，可通过良好的过滤、通风系统最大限度地降低空气中的残留药物微粒、粉尘及气味等，确保空气中无药品残留。同时，静配中心还会给工作人员提供专业防护设备，最大限度地保护工作人员的身体健康。

（二）推动医院药学服务延伸的发展

1. 开拓新的药学服务空间

2018年，国家卫健委、国家中医药管理局出台的《关于加快药学服务高质量发展的意见》中提出，药学服务是医疗机构诊疗活动的重要内容，是促进合理用药、提高医疗质量、保证患者用药安全的重要环节。药师是提供药学服务的重要医务人员，是参与临床药物治疗、实现安全有效经济用药目标不可替代的专业队伍。药师为人民群众提供高质量的药学服务，是卫生健康系统提供全方位、全周期健康服务的组成部分，也是全面建立优质高效医疗卫生服务体系的必然要求。提供高质量药学服务，需要进一步实行药学服务模式的"两个转变"，即从"以药品为中心"转变为"以患者为中心"，从"以保障药品供应为中心"转变为"在保障药品供应的基础上，以重点加强药学专业技术服务、参与临床用药为中心"。通过转变模式，进一步履行药师职责，提升服务能力，促进药学服务贴近患者、贴近临床、贴近社会。

静配中心承担着静脉用药医嘱审核干预、加药混合调配、用药咨询、静脉输液使用评估等药学服务工作，为临床提供优质的成品输液。药师审核临床处方是对安全用药的保障，直接反映了药师对药物使用的控制能力，从根本上体现了药师对患者的关怀和责任。

2. 增强药学人员的业务能力

对于许多药学人员来说，静配中心的药学服务是一项新课题，要求药学人员必须具有扎实的专业知识和相关的技能储备，并且要与时俱进，在实践中不断丰富和完善自我，持续提升在控制药物合理使用方面的能力。例如，临床医师在使用药物时更多考虑疗效而忽视药物的配伍及使用合理性等方面的问题，处方中易出现不合理现象。静配中心的药学人员在审方过程中应充分了解临床用药情况，细致把控药物相容性与配伍、给药时间与途径、药物输注速度等；高度重视那些极易被忽视的问题，如给药的间隔时间与顺序等。同时，药学人员要将实验研究和合理用药工作有机结合起来，采取有效措施解决药物的稳定性和相容性问题。药学人员可利用静配中心配备的医院信息系统高效收集信息，积极研究药物利用的合理性、安全性与经济性，最大限度地优化配置药物资源，充分发挥药学部门在医疗服务中的应有作用。同时，静配中心的药学人员也应积极思考、主动创新，探索适合静脉药物集中调配、适应药学服务发展的新型药学服务，从用药科普、用药宣教、用药服务等维度发挥作用，进一步优化药学人员队伍建设方案和体系内的管理考核方案，注重药学人员职能定位和服务观念转变。

3. 提供临床药学实践平台

静配中心的每个医嘱在调配前已由药师进行了合理性设计和审核，使临床用药的准确性、安全性大幅提高，减少了因药物治疗效果不佳引起的医疗纠纷。直接对医嘱的审核建立起药师与临床医师之间的密切联系，为探讨合理用药提供了较好的环境。

用药咨询是医院药学的重要组成部分，不仅可为患者提供便捷的药学服务，同时对药师自身专业素质的提高也有较好的促进作用。近年来，随着各大医院医疗业务量增长，就诊患者人数增加，合理用药咨询的需求也相应增加。

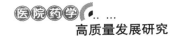

除了患者，部分医师和护士也有关于药物方面的咨询需求，尤其是针对高危病种、慢性病、中西药联用、静脉用药等情况。因此，静配中心可开展临床用药咨询服务，配备专科临床药师，详细告知咨询者药物的正确用法用量、主要不良反应和特殊注意事项等，并回答咨询者提出的与本次就诊相关的若干药学问题，尤其是涉及静脉药物治疗过程中的合理用药问题。

随着药学服务模式转型的深入和药学人员服务能力的不断提升，患者对药学服务的需求不断增加，药师参与联合门诊可以提供相关药学服务咨询、用药教育、药物治疗方案调整、药学干预、药物不良反应监测、药物相互作用和用药随访咨询等；同时，药师将所学知识用于临床药学服务，能进一步激励自己深入学习临床用药知识，丰富临床用药经验。

4. 促进科研教学融合

静配中心是集临床应用与科研为一体的新型项目，可最大限度地保证患者用药安全，是开展临床药学服务的重要场所，对提高医疗质量和管理水平具有积极的作用和意义。静配中心的建立为科研工作开辟了新的方向，除了用于监测药物安全性、分析药物相容性与稳定性、判断静脉营养处方的合理性等，还可以为药学学生提供教学场所，学生可通过处方分析，进行合理用药的探讨，讨论药物配伍禁忌及原因、药物间相互作用等。

综上所述，静配中心的规范建设和运行对于医院建设和医院药学高质量发展具有重要意义，顺应了医院药学部门从传统的"药品供应"模式向"以患者为中心"模式转变的发展趋向，在对患者和医务人员提供安全保护的同时，可大大提高静脉用药的安全性和精准度，有效节约人力和物力成本，全面提升临床医疗及护理质量，提高医院的社会效益和经济效益。

六、从《静脉用药调配中心建设与管理指南（试行）》解读药学高质量发展

静配中心在我国的发展时间仅 20 余年，在 2010 年卫生部印发的《静脉用药集中调配质量管理规范》（卫办医政发〔2010〕62 号）及附件《静脉用药集中调配操作规程》的指导下，医院静配中心得到了迅速且较规范的发展。

近年来，随着医疗卫生事业的快速发展，人民群众的用药需求也在不断增加，这对静配中心的建设与管理提出了新要求。在《静脉用药集中调配质量管理规范》的基础上，为进一步规范医院静配中心建设，国家卫健委于 2021 年12 月又发布了《静脉用药调配中心建设和管理指南（试行）》，提供了更加明

确、详细的规定，引导全国静脉用药集中调配工作模式实现"规范化、标准化、同质化"建设目标。

（一）静配中心调配质量管理规范的变迁

2002 年 1 月 21 日，由卫生部、国家中医药管理局颁布的《医疗机构药事管理暂行规定》（卫医发〔2002〕24 号），首次提出了静脉用药集中调配的概念，其中第二十八条规定，医疗机构要根据临床需要逐步建立全肠道外营养和肿瘤化疗药物等静脉液体配制中心（室），实行集中配制和供应。这说明建立静配中心是医院药学发展的方向之一，而且意义深远。此外，卫生部根据《中华人民共和国药品管理法》和《处方管理办法》的要求，于 2010 年 4 月正式颁布了《静脉用药集中调配质量管理规范》（以下简称《规范》），要求有条件的医疗机构应依据规范要求，兴建静配中心，对肠外营养液、危害药品和其他静脉用药应当实行集中调配和供应。2011 年，卫生部制定下发的《医疗机构药事管理规定》（卫医发〔2011〕11 号）和《二、三级综合医院药学部门基本标准（试行）》（卫医政发〔2010〕99 号）明确规定肠外营养液及危害药品静脉用药应实行集中调配供应，医疗机构应根据临床需要建立静配中心（室），实行静脉用药集中调配供应。2021 年 12 月，国家卫健委颁布《静脉用药调配中心建设与管理指南（试行）》（以下简称《指南》），进一步加强了医疗机构静配中心的建设与管理，保障用药安全，促进合理用药。

从 2010 年 4 月到 2021 年 12 月，时隔 11 年，《指南》在适用对象、人员要求、医嘱审核、用语定义等方面有了较大调整。相较于《规范》来说，无论是对静配中心的软、硬件建设要求，还是质量监测技术、监督指导等，都更加细化、升华及具有可操作性，体现了与时俱进的原则。现将两版文件条款进行详细比对。

1. 两版文件的相关条款数量

《规范》共计 14 条，附有《静脉用药集中调配操作规程》；《指南》共分为 7 章 42 条，并后附 4 个附件，分别为《静脉用药调配中心建设基本要求》《静脉用药集中调配质量监测技术规范》《静脉用药集中调配技术操作规范》《附表》。

总体上看，《指南》在内容上大幅增加，在《规范》基础上做了细化，包括总则，基本条件，人员，建筑、设施与设备，质量管理，监督指导及附则 7 个部分，结合国内外经验和国家相关法律法规，遵循科学性、合理性、适宜性和可操作性原则进行制定。

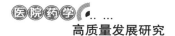

2. 新要点梳理

（1）《指南》主要适用于二级以上医疗机构的静配中心建设和管理。其中明确指出静配中心应当由药学部门统一管理，规定了各级卫生健康行政部门对其的监督管理权限。医疗机构药事管理与药物治疗学委员会负责组织对其进行监督和检查。医疗机构应当加强静配中心的建设和管理，培养药学专业技术人员，落实技术操作规范，确保成品输液质量，不断提高合理用药水平，保障用药安全和医疗质量。各级卫生健康行政部门应当加强对医疗机构静配中心建设和管理工作的监督管理。

（2）对相关工作人员资质有新要求。《指南》指出，静配中心应当按照规定配备数量适宜、结构合理的药学专业技术人员和工勤人员，一般可按照每人每天平均调配 70~90 袋（瓶）成品输液的工作量配备药学专业技术人员。此外，对医嘱审核和成品输液核查的人员要求有变化，"负责用药医嘱审核的人员应当具有药学专业本科及以上学历、药师及以上专业技术职务任职资格、具有 3 年及以上门/急诊或病区处方调剂工作经验，接受过处方审核相关岗位的专业知识培训并考核合格"，"负责成品输液核查的人员，应当具有药师及以上专业技术职务任职资格，不得由非药学专业技术人员从事此项工作"。

（3）《指南》还要求，静配中心应当严格落实处方审核有关规定，为药师开展处方审核工作提供信息化支持。静配中心应存储的档案文件主要包括：规章制度、工作流程、岗位职责、人员信息、健康档案与培训记录，项目设计文件、装修施工的合同、图纸、验收文件，仪器和设施设备等的合格证、说明书及各项维修、维护保养记录，药品管理、调配管理与各环节质控工作记录，督导检查记录等。

（4）《指南》对静配中心医疗废物的处置做了具体规定，其中包括危害药品、普通药品及其相关医疗废物的处置。要求静配中心应当制定医疗废物管理制度，实行危害药品等医疗废物分类管理，做到分别包装放置、逐日清理，交由本医疗机构有关部门统一处理。

（5）《指南》要求静配中心的设计和装修施工材料及其工艺应当符合消防要求，预留消防通道，配备消防设施设备、应急灯等。非洁净控制区和辅助工作区可设置喷淋系统、排烟系统和烟感探测器。洁净区内设置烟感探测器等消防设施，制订消防应急预案，确保洁净区消防安全。静配中心应当配置水平层流洁净台、生物安全柜、医用冷藏柜等相应设备。水平层流洁净台和生物安全柜应当符合国家标准，生物安全柜应当选用Ⅱ级 A2 型号。

（6）新增两个用语含义的解释。与《规范》对照后发现，《指南》新增了两个用语含义的解释。静脉用药集中调配是指医疗机构药学部门根据医师处方或用药医嘱，经药师进行适宜性审核干预，由药学专业技术人员按照无菌操作要求，在洁净环境下对静脉用药品进行加药混合调配，使其成为可供临床直接静脉输注使用的成品输液的过程。高警示药品是指一旦使用不当发生用药错误，会对患者造成严重伤害，甚至会危及生命的药品。

（7）《指南》在最后还明确了《规范》与《指南》对同一事项作出的规定不一致的，以《指南》为准。

（二）《指南》的优势

《指南》作为 2010 年《规范》发布后的最新指导标准，在《规范》的基础上进一步细化相关内容，对静配中心近年来实际工作中遇到的问题提供了指导，新增了版块，增加了《指南》的适用性和可操作性。《指南》的制定结合了我国广袤地域、各地经济状况、医疗水平和气候环境等因素，具有指导作用，对国内规范静配中心的运行具有重要作用。将《规范》与《指南》进行对比，可进一步明确《指南》的优势和指导性地位，详见表 1-1。

表 1-1　《规范》与《指南》对比

项目	分类	《规范》	《指南》
人员要求	配备原则	对静脉中心相关工作人员资质做出要求	配备数量适宜、结构合理的药学专业技术人员和工勤人员。细化医嘱审核、成品核对岗位的要求；对从事危害药品混合调配工作的人员进行培训，对妊娠和哺乳期妇女进行轮岗
环境要求	布局	保证区域划分，人流、物流走向合理，不同洁净级别区域间配备有防止交叉污染设施	设有洁净区、非洁净控制区、辅助工作区三个功能区，且之间的缓冲衔接和人流与物流走向合理，不得交叉。不同洁净级别区域间有防止交叉污染的相应设施。静配中心内不设置地漏。淋浴室及卫生间应设置于静配中心外附近区域，并应严格管控

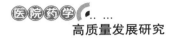
医院药学
高质量发展研究

续表

项目	分类	《规范》	《指南》
洁净区要求	洁净级	一次更衣室、洗衣洁具间为十万级，二次更衣室、加药混合调配操作间为万级，层流操作台为百级	一次更衣室、洗衣洁具间为D级（十万级），二次更衣室、调配操作间为C级（万级），生物安全柜、水平层流洁净台为A级（百级）
	通风系统	根据药物性质分别建立不同的送、排（回）风系统	根据调配药品的性质分别建立不同的送风口、排/回风系统
	操作台	配置百级生物安全柜，供抗生素类和危害药品静脉用药调配使用；设置营养药品调配间，配备百级水平层流洁净台，供肠外营养液和普通输液静脉用药调配使用	水平层流洁净台和生物安全柜应当符合国家标准，生物安全柜应当选用Ⅱ级A2型号
	调配间	—	危害药品混合调配应与抗生素调配操作隔开，设置独立单元的调配操作间。配备的自动化设施设备应当符合国家相关部门制定的技术规范或行业标准，以免对成品输液质量造成影响
特殊管理	医疗废物	—	静配中心应当制定医疗废物管理制度，实行危害药品等医疗废物分类管理，做到分别包装放置、逐日清理，交由本医疗机构有关部门统一处理
	高警示药品	—	对高警示药品做出定义。对于危害药品，静配中心应按高警示药品的管理要求进行管理和储存，并有统一的高警示药品标识。应在专区或专柜单独安全储存，应每日清点，发现账物不符，立即查找原因、汇报结果，并做好记录。危害药品不得与其他成品输液混合包装，危害药品成品输液运送过程中须配备溢出处理包
设备设施管理	管理维护	维修和保养应有专门记录存档	应当按规范切实加强日常管理工作，执行落实设施、仪器设备维护保养制度，做好日常维护保养工作。建立相应的应急预案管理制度与处置措施，对洁净区仪器设备、空气处理机组检测与维护做出具体要求

项目	分类	《规范》	《指南》
调配质量管理	清洁区管理	洁净区应当每天清洁消毒，其清洁卫生工具不得与其他功能室混用，每月应当定时检测洁净区空气中的菌落数，并有记录，进入洁净区域的人员数应当严格控制	应定期通过取样对静配中心洁净区不同洁净级别区域进行空气和物体表面监测，以评估该区域环境质量状况。对空气监测包括空气中微生物监测和空气中尘埃粒子监测、物体表面监测、手监测做出具体要求
	问题处理	对于用药错误或不能保证成品输液质量的处方或用药医嘱，药师有权拒绝调配，并做记录与签名	建立应急预案管理制度与处置措施，包括危害药品溢出，水、电、信息系统与洁净设备等故障及火灾等应急预案，并配备相关工作物品和工具设施。静配中心药师应当与临床科室保持紧密联系，了解各临床科室静脉用药特点、总结临床典型案例；调研、掌握临床静脉用药状况；收集临床科室有关成品输液质量等反馈信息

在人员配备上，《指南》除了首次对每日平均调配袋数做出规定，还对人员资质做出了更精准的要求。其中对用药医嘱审核人员特别要求，由《规范》中的5年以上临床用药或调剂工作经验，提高为有3年及以上门/急诊或病区处方调剂工作经验，接受过处方审核相关岗位的专业知识培训并考核合格。药士不能再担任成品输液核查人员，将其人员资质提高到药师及以上专业技术职务任职资格。《指南》更加注重对员工专业知识的培训和提升，将有助于提升对静配中心人员的规范化管理。

信息化建设是未来药事管理发展的重要方向。静配中心的调配可分为人工配液、半自动配液和全机器人配液。近年来，静配中心的智慧化建设成果显著，贴签机、排药机、自动配液机器人相继问世，人工配液逐步退出，机器人配液成为未来静配中心智慧化运行的一大趋势。前置审方系统由于系统兼容性等问题可抓取信息少，且审方药师依赖于审方软件会导致重点关注阳性结果但对阴性结果关注不够，医嘱审核难点多，可能出现医嘱处置不当。处方审核环节进行信息化建设，将推动药学药事发展的长足进步。

《指南》新增对静配中心医疗废物处置的具体规定，如静配中心一般医疗废物易造成的针刺伤、安瓿瓶带来潜在的划伤风险、长期接触抗菌药物产生药物耐药等。此外，静配中心负责抗肿瘤药物的调配工作，目前有研究指出静配中心的药物残留对工作人员的健康具有危害性，包括肝损害、白细胞减少、自然流产率增高等，需要加强防护，而医疗废物的处置是静配中心工作人员安全保障的薄弱环节。正确掌握危害药品废物和一般医疗废物的处置原则和流程，对静配中心的人员健康和环境保护有着重要意义。

《指南》对静配中心建设提出基本要求，规定了其装修施工与材料选用，并对洁净区环境监测项目提出参数标准，为全国静配中心的规范化建设做出基本规定，特别是洁净区的洁净度、噪声、静压差、温度、相对湿度及工作区域照明度等，方便各医疗机构参照执行与日常检查，对提高静配中心布局的合理性及保障突发状况下工作人员的安全具有重要作用。

静配中心药学人员每天都会接触到各类危害药品，不可避免地会产生职业暴露，长期如此可因危害药品的蓄积而损伤身体。一篇多中心静配中心集中调配人员抗肿瘤药物职业暴露评估的文献显示，在部分静配中心危害药品调配人员的口罩、手套及工作环境中均能够检测到危害药品残留，分析原因可能跟调配人员操作熟练程度、负压环境、防护装备等因素有关。因此，急需加强静配中心危害药品调配人员的操作培训，提高其职业防护意识，严格控制负压操作环境，减少危害药品调配所带来的职业伤害。鉴于此，《指南》进一步规范了静配中心危害药品的调配操作，对危害药品的调配做出具体的技术操作规范，为加强职业防护、成品输液安全提供保障。

（三）《指南》促进静配中心的规范化管理和高质量发展

国内早期建造静配中心的单位，除了以《规范》作为指引外，只能按照自己的理解展开设计，要求建筑单位参照手术室、制剂室的标准来建造。随着我国医疗卫生事业的迅速发展，静配中心的建设和管理水平不断提高。《指南》的颁布，为规范静配中心工作提供了依据，为促进我国静配中心工作健康发展奠定了坚实的基础。严格按照《指南》规定整体规划、合理选址、科学划分设置各功能区，是保证成品输液质量、防止用药风险的重要措施；同时对进一步推动我国静配中心建设的规范化、标准化、同质化及保障我国静配中心持续健康发展具有深远意义。

静配中心是医院药学服务的重要组成部分。《指南》中第十八条明确指出，"从事静脉用药集中调配工作的药学专业技术人员，均应当经岗位专业知识和技术操作规范培训并考核合格，每年应当接受与其岗位相适应的继续教育"。因为药师负责的静脉用药集中调配工作模式具有先进性、规范性和科学性，已成为我国医院静脉用药调配工作的必然发展方向。严格执行落实《指南》及其附件的各项规定，建立与实施培训管理体系，不断提高各岗位药学人员的专业理论水平和实践操作技能，可进一步确保临床输液治疗安全、有效、经济、适宜。因此，依《指南》要求建立静配中心药学人员培训管理体系，建立健全培训管理机制，保障实施并建立评估指标，对培训效果加以验证，持续改进，是不断提升药学人员专业水平和专业技能的重要保障。同时，进一步履行药师职责，从"以保障药品供应为中心"转变为"保障临床合理用药为中心"，为促进我国静脉用药集中调配工作模式的持续发展和医院药学高质量发展添砖加瓦。

《指南》对静配中心医疗废物的处置做了具体规定，其中包括危害药品、普通药品及其相关医疗废物的处置。正确掌握危害药品废物和一般医疗废物的处置原则和流程，对静配中心的人员健康和环境保护有着重要意义。近年来，随着肿瘤患者数量的增加，抗肿瘤药物的用量和品类逐年增加。经济的发展和国家相关政策提高了肿瘤患者的药物可及性，但相关医疗废物处置负担也在日益加重。因此，加强静配中心的环境清洁、减少污染传播，在减少职业伤害方面具有关键作用，静配中心相关医疗废物回收利用将是医疗废物管理处置的主要方向和探索目标。规范危害药品与医疗废物处置应成为静配中心规范化管理中不可忽视的一环，明确危害药品和医疗废物的处置流程，对静配中心工作人员提高对危害药品和医疗废物的处置意识和能力具有重要作用。

《规范》第十三条明确指出，设置静脉用药调配中心（室）应当通过省、市级卫生行政部门审核、验收、批准。而《指南》从可操作性出发，明确了监督指导的具体实施步骤、验收专家组成员要求、现场检查与日常督导内容等，同时规定了监督指导的组织实施主体及责任。

我国的静配中心建设总体发展良好，作用显著，达到了预期目标。但也存在较多不规范之处，如静配中心设计、工艺流程、人员、设备和加药调配等不符合《指南》的相关规定，存在诸多安全隐患。为顺应静配中心越来越快的发展势头、降低风险，应努力实现全国静配中心建设与管理的标准化、规范化、同质化，达到临床静脉输液合理应用的目的，推动药学服务模式创新发展，建立一个具有引领性和指导性的静配中心监督管理机制，对于其长远发展有着重要作用和意义。

（何金汗　李健　蔡琪）

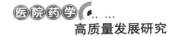

第四节　如何推动医疗机构制剂高质量发展

　　医疗机构制剂是根据医疗机构临床需要，经批准、配制，仅在本单位及调剂医疗机构使用，且尚无市售的制剂品种，具有疗效确切、安全可靠、供应迅速、周转快等特点。国家药品监督管理局负责全国医疗机构制剂的监督管理工作，各省、自治区、直辖市的药品监督管理部门负责本辖区医疗机构制剂的审批和监督管理工作。

一、医疗机构制剂的历史溯源

　　医疗机构制剂有着悠久的历史，从古代太医院及私人诊所配制药剂到如今医疗机构自配制剂，制法丰富，对世界医药学的发展起到了重要作用。医疗机构制剂伴随着中国制药工业的发展，从小到大、从无序到有序，积累了丰富的经验，形成了固有的特色。随着制药产业的快速发展，以及全面融入世界卫生组织体系，大量疗效好、稳定性高的药品纷纷涌入市场，使得医疗机构制剂的存在空间被压缩，患者的需求量明显减少。因此，更加需要深刻把握医疗机构制剂发展历史规律，在对历史的深入思考中汲取智慧，对其未来发展提供参考。

　　（一）我国医疗机构制剂的发展

　　《新修本草》是唐代官方颁行的专著，其中记载了银膏、密陀僧等，在一定程度上反映了当时的制剂水平。我国古代太医院负责行医兼售药，能够配制中药制剂，是我国医疗机构制剂的起点。北宋时期，太医局将所收药方加以修订，编撰成《太平惠民和剂局方》，这是世界第一部由官方主持编撰的中成药制剂手册，对我国医疗机构制剂的发展起到了不可忽视的作用。中华人民共和国成立后，我医疗机构制剂的发展历程大致可分为以下 3 个时期。

　　（1）成长期（20 世纪 50 年代初至 80 年代初）：此时我国制药工业十分落后，药品品种、类型较少，产量较低，难以满足公众用药需求，导致药品供需矛盾明显。因此我国开始研究并开发了一批疗效好、价格低、用途广的医疗机构制剂，包括普通制剂、大输液制剂、中药制剂，不仅为临床医疗、教学和科研提供用药，还可为医院增加社会效益和经济效益，国家也予以鼓励和支持。

（2）旺盛期（20世纪80年代中至21世纪初）：20世纪80年代中，《中华人民共和国药品管理法》颁布，规定医疗机构制剂品种可以是市场供应不足的产品，仅实施备案制度。改革开放深化将医疗机构制剂推向市场，"以药养医"得以强化，医疗机构制剂成为医院重要的经济来源。到了20世纪90年代，医疗机构制剂发展到达阶段性高峰，医疗机构制剂室的建设水平已成为药学部门发展水平的象征。此时期，一方面医疗机构制剂成为新药研发的摇篮；另一方面一些医院过于重视医疗机构制剂的经济效益，与市售药品争效益，盲目扩大生产，甚至不经批准销往其他医院或上市销售，偏离了科学发展的轨道。

（3）调整期（21世纪初至今）：2001年3月颁布的《医疗机构制剂配制质量管理规范》拉开了对医疗机构制剂整顿的序幕。2001年12月修订的《中华人民共和国药品管理法》明确规定，医疗机构配制的制剂，应当是本单位临床需要而市场上没有供应的品种，并须经所在地省级以上药品监督管理部门批准后方可配制，配制的制剂必须按规定进行质量检验，合格的制剂可凭医师处方在本医疗机构购买，不得在市场销售。随后卫生部和药品监督管理部门又下达了一系列医疗机构制剂管理相关文件，对医疗机构制剂提出了更高的软件要求。20世纪90年代以后，中国医药事业进入了一个新的发展时期，制药企业如雨后春笋般出现，也从国外频频引进各类药品，与医疗机构制剂相比，其市售药品利润更大。因此医疗机构制剂使用受限，有的医疗机构甚至取消了制剂室，医疗机构制剂整体呈萎缩趋势。

（二）国外医疗机构制剂的发展

发达国家的医药市场虽然繁荣，但医疗机构制剂仍然存在。美国约有40%的医院设有制剂室，日本500张床位以上的医院中，有90%开展医疗机构制剂业务，欧洲医疗机构制剂一直很活跃。这些国家普遍认为，医院药师从事药物制剂生产是一项传统工作，虽然随着制药工业的发展，这项工作的价值在逐步削弱，但制药工业的市场化供应并不能完全满足所有患者的个体化需要，而医疗机构制剂弥补了市场供应的不足。同时，工业化制药也不能做到紧急制备药物以保证供应，如传染病暴发时的紧急药品供应。虽然现今大批量制剂逐渐减少，但针对患者个体需要的制剂逐渐增多，如化疗药物、镇痛泵使用的药物、静脉营养等。某些因临床用量小、药品性质不稳定而停产的药品也是医疗机构制剂室需要制备的。医疗机构制剂室承担着突发事件的药品配制任务。法国每日医院处方药物中，有近百种是医疗机构制剂。意大利多数医院都有制剂室，且其法律允许医院之间的制剂流通。法国也规定，医疗机构制剂室主要生产市场没有供应的品种和市售制剂规格不能满足特殊人群需要的品种，并把调配个体化药剂列为强制性职能，把医疗机构制剂生产列为自主化职能。

（三）医疗机构制剂的历史作用

医疗机构制剂是市售药品不可缺少的补充。对于一些临床需求但用量少、有效期短、稳定性差的临时配制药品，医疗机构制剂能保证其供应。而医疗机构制剂则始终以满足临床需求为己任。新医改政策实施后，药品实施"零加成"，有些常用药品利润低，企业选择停产导致市场断货，这类药品的供应只能依靠医疗机构制剂室。

医疗机构制剂在应急卫生勤务保障中能应急而上，是医师身边的制药厂。医疗机构制剂室的技术力量雄厚，从事制剂的药师对于药学知识、操作技术、质量意识都有较好的基础，具有较强的灵活应对能力。加之制剂室规模有"船小好调头"的特点，可以快速满足突发事件的需要，进行应急药品的生产。如西南医科大学附属中医医院"清肺排毒合剂（新冠1号）"和成都中医药大学附属医院（四川省中医院）"银翘藿朴退热合剂（新冠2号）""荆防藿朴解毒合剂（新冠3号）"获得临时审批，可在四川省新型冠状病毒感染定点救治医院直接调剂使用，无需向省药品监督管理局提出调剂申请。体现了医疗机构制剂在满足临床需求中的积极作用。

医疗机构制剂是医院特色医疗的组成部分，而医院特色医疗离不开医疗机构制剂的支持。以四川大学华西医院为例，其调配的参苓胃炎合剂是应用了50余年的经典制剂，久用不衰，已成为四川大学华西医院消化内科特色医疗的重要组成部分。此外，目前四川大学华西医院共生产有10种制剂可用于皮肤病的治疗，包括5种西药制剂和5种中药制剂。其中，中药制剂六合丹用于治疗急性胰腺炎、痛风、静脉炎、乳腺炎、肛肠疾病等，海棠合剂用于治疗系统性红斑狼疮、银屑病等，疗效确切、价格低廉。

医疗机构制剂是新药的摇篮和孵化器。医院临床医疗和制剂生产的有机融合，为新药研发创造了得天独厚的优越条件，且医疗机构制剂大都是临床应用安全有效的特色制剂，体现出了临床验方—医疗机构制剂—新药研发的密切结合。我国大量的新药，特别是中成药，均来自医疗机构制剂，如三九胃泰、丹参滴丸等。四川大学华西医院目前有6种医疗机构制剂已在转化中，被载入《急性胰腺炎中西医结合诊疗指南》的六合丹，被二次开发为六合丹软膏，已获得国家药品监督管理局1.1类新药的临床批件；用于治疗银屑病、红斑狼疮的海棠合剂，被二次开发为海棠颗粒，目前正在进行临床前研究。

二、医疗机构制剂人才建设管理现状和特色制剂的转化研究

我国的现代医疗机构制剂经过几十年的发展，从无到有、从小到大、从无序到有序，积累了丰富的经验，形成了固有特色。一方面，医疗机构制剂作为一种补充生产供应形式，以其处方有特色、研制周期短、价格较低廉、可满足临床不同需求等特点而被社会接受，为人民的健康事业做出了积极的贡献。另一方面，医疗机构制剂与企业生产的市售药品相比，仍存在许多不足。目前，随着国家相关规章制度的完善，由于制剂室软硬件发展的相对落后，医疗机构制剂的生产困难重重。医疗机构制剂的走向，已成为亟待研究探索的问题。为迎接新挑战，要充分发挥医疗机构制剂的优势，改善不足之处，方能使医疗机构制剂能够可持续发展。

（一）提高医院对医疗机构制剂重要性的认识

在目前医疗机构制剂发展困难的大背景下，部分医院基于医疗机构制剂发展难、利润低等原因，不重视其发展。当前我国医疗机构制剂室软硬件情况参差不齐，但普遍存在面积小、结构布局欠合理、设备自动化程度低、以手工和半自动化设备为主、制剂生产水平较低等问题，生产、检验硬件设施简陋且相对滞后，生产环境勉强达到药房管理规范（good pharmacy practice，GPP）要求。近年来，国家出台及修订《"十四五"中医药发展规划》《中华人民共和国药品管理法》《中共中央　国务院关于促进中医药传承创新发展的意见》等政策法规，加大对医疗机构制剂及中医药发展的扶持。医院应从传承并发展中医药事业的高度出发，在制剂人员梯队建设、场地与设备建设、资金等方面予以支持，为保证临床供应和医疗机构制剂的可持续发展制定策略与规划。目前已有部分医院在给予医疗机构制剂支持上做出了很大的努力，成为医疗机构制剂行业的"领头羊"。

（二）持续强化人才队伍建设

目前，医疗机构制剂室工作人员学历大多集中于大学本科，职称大多为初级药师/中药师。他们的日常工作以生产、保障供应为主。相较于制药企业中制药人员大多以工人为主，医疗机构制剂室的人员技术力量更为雄厚。但在目前新形势下，医疗机构制剂要实现可持续发展，就必须实现定位"转型"，从

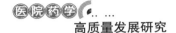
以前的"生产利润型"逐步向"科研创新型"和"临床制剂型"过渡。定位转型后，医疗机构制剂的内涵将更加丰富，让医院药学服务参与临床实践，具体包括：①加大中医药传统经验方、保密方的研发力度，力争转为上市药品；②以服务临床科研为前提，开发适应临床需要的特色制剂；③独立自主进行新处方组成及新剂型设计研究；④服务于医院临床特色科室。这就要求医院培养、打造一支专业化的医疗机构制剂科研队伍，并提高制剂、质检等各类药学人员的技术水平。2022年，四川大学华西医院临床药学部招聘多名来自国际顶级院校和国内"双一流"建设高校的药剂学、药理学、临床药学、中药学专业研究生从事药学科研工作，以期提高医院药学服务水平。

（三）医疗机构制剂规范化、智慧化管理

医疗机构制剂最初源于我国制药工业的落后，彼时药品长期处于供不应求的状态，医院在十分困难的条件下建立了制剂室，保障了患者的药物治疗需求。经过几十年的发展，与制药企业生产的药品相比，医疗机构制剂普遍存在质量标准不统一、标准水平相对较低、稳定性较差、标签和说明书不规范等问题。不少药学专家认为这是医疗机构制剂发展的难点所在。近年来，修订的《中华人民共和国药品管理法》和药品监督管理部门都对医疗机构制剂的发展提出了更高的要求和限制，医疗机构制剂要保持长期可持续发展，就必须改善不足之处，进行规范化、智慧化监管。医疗机构应切实贯彻落实国家相关规定，可借助现代智慧化管理系统，从原辅料、卫生、配制、质量检测、使用、科研等多方面进行监管，不断提高对医疗机构制剂的监督管理工作，保证药品质量，保障人民群众用药安全有效。

（四）积极推广特色医疗机构制剂

目前，医疗机构制剂只允许在本医疗机构、分院及少部分调剂医院使用。但医疗机构制剂特别是中药制剂，体现了中医地域特色、医院特色、专科特色及医师的临床经验，是临床用药的重要组成部分，所以扩大特色医疗机构制剂的使用范围，能促进其更广泛地发挥优势作用。发展中药制剂应坚持重特色、讲实效、抓重点、重传承、循规律、求发展。2021年，四川省中医药管理局和四川省药品监督管理局组织开展了第一批医疗机构中药制剂调剂品种遴选工作。198种医疗机构制剂被纳入《四川省医疗机构中药制剂调剂品种目录》并予以公布，其中四川大学华西医院有7种中药制剂上榜。这些制剂可在全省医疗机构调剂使用，为四川省医疗机构制剂在区域的推广应用提供了政策支持。

2021 年，四川省医院协会医疗联合体工作委员会正式成立。该工作委员会是在四川省医院协会领导下，由四川大学华西医院牵头，联合四川省肿瘤医院、成都中医药大学附属医院、四川大学华西口腔医院、四川大学华西第二医院、四川省人民医院、川北医学院附属医院、西南医科大学附属医院、成都市第五人民医院、遂宁市中心医院成立的。该工作委员会建议建立区域制剂中心，加强医疗机构制剂在医联体单位间调剂使用，扩大医疗机构制剂使用范围。同时，四川省可参照北京市，支持中药医疗机构制剂进社区和农村，为满足基层百姓需求打开通道，也有利于吸引更多的名老中医到基层医院坐诊，提高基层医院的医疗水平，带动基层医院发展。

（五）发展医疗机构制剂转化研究

　　医疗机构制剂是中国新药研发的重要源头之一，许多新药在上市前为医疗机构制剂，已在临床使用多年，疗效确切，深受患者欢迎。医疗机构制剂在创新、转化为上市新药后，既可以造福社会，为更多的患者带去福音，又可以发挥和提高医药工作者技术水平，促进医疗技术成果的转化，大大提高其社会效益和经济效益。发展医疗机构制剂转化研究可以从以下方面入手。

　　（1）医疗机构制剂向新药转化：《"十四五"国家药品安全及促进高质量发展规划》提出"鼓励医疗机构中药制剂向中药新药转化"。医疗机构中药制剂向中药新药成功转化的关键包括良好的基础条件、优秀的科研队伍及医院的支持。四川大学华西医院是中国重要的医学科学研究和技术创新的国家级基地，在中国医学科学院医学信息研究所发布的"中国医院科技影响力排行榜"上，连续 5 年排名全国第一。四川大学华西医院拥有国家（成都）新药安全性评价中心和国家药物临床试验机构等研究平台，具备研究和转化医院制剂的能力。除 6 种已成功转化和 2 种正在转化的医疗机构制剂外，医疗机构制剂室正在积极为其他中药制剂转化做准备。

　　（2）新剂型研究：大多数医疗机构制剂的剂型、制备工艺及包装等均较为传统、普通和陈旧，在日新月异的医药科技竞争中处于不利地位。因此，医疗机构制剂应展开二次研究开发工作，特别是对有助于制剂稳定、缓释、控释、定向、定时、定位、高效、速效、长效等的辅料和工艺技术，以及缓释和控释制剂、透皮系统等新剂型的研究，有助于提高医院制剂的科技水平，推进医院药学事业的发展。

　　（3）活性成分研究：在创新药物研究花费大、耗时长、成功率低的背景下，从中药中寻找潜在活性化合物是近年来的研究热点。具有丰富临床使用经

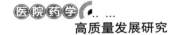

验的医疗机构制剂是重要的有效成分研究来源之一。部分优质的医疗机构制剂因药材成本过高或原料市场短缺，被迫停止生产，可从中挖掘治疗疾病的活性成分，有利于为疾病的临床治疗提供参考，为进一步的制剂研发做准备。

三、创新求变，促进医疗机构制剂高质量发展

近年来，因国家提高医疗机构制剂配制标准、原辅料成本上升幅度过大和短缺等，我国医疗机构制剂总体处在萎缩的大环境下。要想实现医疗机构制剂的高质量发展，就要做到创新求变：借助现代信息化技术，对医疗机构制剂在生产、检验、使用、管理等方面进行模式改革，是医疗机构制剂现代化管理走"优质、高效、低耗"发展道路的最有效的手段；依托新兴平台措施拓展联盟医院制剂调剂供给，以适宜推广优质医疗机构制剂，增加药品可及性；把工作重心从"供给型"向"科研创新型"转变，利用好医疗机构制剂优势，开展相关科研进行深耕，助力医疗机构制剂行业的可持续发展。

（一）推进医疗机构制剂室信息化建设

医疗机构制剂室也是高度依赖信息的有机实体，在生产控制、规章制度、人员管理上均有所体现。医疗机构制剂室信息化建设是指医疗机构制剂室广泛利用以计算机和网络技术为基础的现代化信息技术，充分开发和利用制剂信息资源，优化工作流程，规范制剂行为，提高工作效率、工作质量、管理水平和科学决策能力，提高制剂经济效益，且不断增强竞争力的过程。

1. 医疗机构制剂室信息化建设的意义

医疗机构制剂信息化建设是现代医疗机构制剂室信息化的必由之路。

（1）医疗机构制剂信息化建设是现代社会发展的必然趋势：计算机技术既是管理者、生产者和科研人员必不可少的工具，又是管理者对业务流程进行控制和科学决策的工具。

（2）现代医疗机构制剂的发展要求加快信息化的步伐：如今管理已经成为医疗机构制剂现代化建设和发展中最薄弱、最关键的环节。传统的医疗机构制剂管理方式和手工运作模式效率低下，仅仅靠扩大规模的外延式经营管理已不能真正解决医疗机构制剂建设和发展中存在的矛盾和不平衡。信息化建设是医疗机构制剂现代化管理走"优质、高效、低耗"发展道路的最有效的手段。

（3）医疗机构制剂信息化建设是医药卫生体制改革发展的必然要求：近年来，国家医药卫生体制改革进程不断加快，力度不断增强，这对医疗机构制剂

生产、销售和管理的模式都提出了新的要求。单靠简单的行政命令和传统的手工管理模式已无法适应新的要求，只有采取信息化的手段才能满足这些要求，才能顺应国家医药卫生体制改革的潮流。

2. 医疗机构制剂室信息化建设的作用

信息化对医疗机构制剂的生产和发展起着重要的作用，主要表现在以下几个方面。

（1）优化工作流程，提高工作效率：信息系统的应用极大地提高了信息传递的速度，从而提高了制剂工作的效率。传统模式下复杂、冗余和烦琐的流程，在计算机和网络上可能只要一个环节就可以快速完成。

（2）减轻作业强度，提高劳动生产率：医疗机构制剂业务中大量的重复性劳动致使"人不能尽其才"。应用计算机进行自动化管理就可以利用计算机进行部分或完全替代人的重复性劳动，而且能够更好地保证信息的准确性和一致性。

（3）规范制剂行为，提高工作质量：这符合制剂管理规范化的要求，而且对制剂工作人员也起到一定的提醒和监督作用，有助于提高日常工作质量和管理部门的监督检查。

（4）加强经费全程管理，提高制剂经济效益：医疗机构的成本核算、成本控制，以及制剂库存、原辅材料和包装材料的管理等均是复杂且漏洞较多的环节。传统手工管理模式下，"物不能尽其用"。应用医院制剂信息系统的现代化管理模式，可以对制剂流程全程进行实时监控，减少浪费，降低成本，节约或充分利用各种制剂资源。

（5）辅助决策分析，提高管理水平：手工处理导致许多实时信息不能及时获得，且人为因素的存在会不可避免地影响数据统计的准确性，不利于管理者依据信息及时做出合理、有效的科学决策，难以达到现代化科学管理的水平。应用医院制剂信息系统的现代化管理模式，管理者可以在得到准确、实时信息的基础上，进行各种统计分析，深入探索工作规律，制订合理的工作计划，有效地提高管理者决策的合理性和科学性。

（6）提高全员素质，增强竞争能力：在计算机和网络技术成为医疗机构制剂业务的一个有机组成部分后，促使制剂工作人员自觉地学习和掌握高新技术，改变了制剂工作人员和管理者的知识结构，增强了制剂工作人员标准化、规范化和现代化意识，同时符合"高效、优质、低耗"的观念。

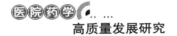

（二）建立区域医疗机构制剂中心

区域医联体、分院的建设及医师的多点执业带来的同质化医疗，使医疗机构制剂的需求逐年增加。以四川大学华西医院为例，2013 年只向 1 家医疗机构制剂调剂，目前已增长为面向 6 家医疗机构制剂调剂。为进一步推进分级诊疗制度建设，构建优质高效的医疗卫生服务体系，按照《国务院办公厅关于推进医疗联合体建设和发展的指导意见》（国办发〔2017〕32 号）的有关要求，在充分总结各地医联体建设试点工作经验的基础上，2020 年 7 月 17 日，国家卫健委和国家中医药管理局发布《医疗联合体管理办法（试行）》，第二十五条明确指出："加强医联体内药品、耗材供应保障，在医联体内推进长期处方、延伸处方，逐步统一药品耗材管理平台，实现用药目录衔接、采购数据共享、处方自由流动、一体化配送支付，同质化药学服务。在获得国务院药品监督管理部门或者省（区、市）人民政府药品监督管理部门批准后，医联体成员单位院内制剂可在医联体内调剂使用。"

1. 区域医疗机构制剂中心的意义

由卫生行政管理部门负责，以现有的规模较大、设备较好、条件优越的医疗机构制剂室为基础，整合区域内制剂资源，建立区域医疗机构制剂中心，集中配制市场上无法供应的品种，在该地区采用调剂的办法解决医疗机构制剂的供应，服务于区域内医疗机构，最大限度地保障人民群众身体健康。这样做的好处体现在以下几个方面。

（1）制剂集中配制有利于管理和监督，提高制剂室管理水平。

（2）能够充分利用制剂的生产资源，降低生产成本，避免生产资源浪费。

（3）能够更好地保证制剂质量。

（4）解决了部分中小医院没有制剂室的问题，避免了重复建设。

2. 区域医疗机构制剂中心的基本任务

（1）立足于临床需要，做好医疗机构制剂的基本工作：医疗机构制剂人员必须广泛接触临床，了解区域内医院的制剂临床需求。只有把医疗机构制剂与临床紧密结合起来，才能保障医疗机构制剂的生存与发展。

（2）结合专科专病，发展有特色的医疗机构制剂：医院重点学科的建设离不开医疗机构制剂的特色品种，开展专科专病专药，不仅能增强医院综合实力，还可在本地（市）、本省乃至全国增加医院的知名度，给医院带来社会效益和经济效益。

3. 区域医疗机构制剂中心的发展方向

在当前世界经济的形式下,"发展才是硬道理"。医疗机构制剂中心要立足基本任务,从纵向和横向两个方向发展。

(1)纵向发展:内练素质,外树形象,全面提高员工的整体素质;发挥优势,配合临床,开发特色制剂。

(2)横向发展:在区域内要充分发挥区域医疗机构制剂中心的资源优势,资源共享,满足本区域内医疗机构的临床需要,最大限度地保障人民群众的身体健康,解决人民群众"看病贵"的问题,为医疗卫生事业的发展做出更大的贡献。

(三)中药制剂剂型创新

中药制剂剂型是指将中药材或中药提取物加工成制剂的过程,是中药制剂中最重要的环节之一。中药制剂剂型创新是指在传统中药制剂剂型基础上,结合现代科技手段,研发出更为安全、有效、便捷的中药制剂剂型,以满足人们对中药制剂剂型的不断需求。以下将从中药制剂剂型创新的意义、现状、创新的挑战等方面进行探讨。

1. 中药制剂剂型创新的意义

中药制剂剂型创新对于提高中药的药效和临床应用水平,推进中医药现代化具有重要意义。

(1)提高中药的药效:中药制剂剂型创新可以通过改变中药制剂剂型的制备方法、加工工艺和配伍原则等,使中药的药效更为稳定和持久。例如,通过使用新的中药提取工艺和药用载体技术,可以使中药成分更加稳定和易于吸收,从而提高药效。

(2)提高中药的临床应用水平:中药制剂剂型创新还可以通过改变剂型特点和用药方式,使中药更加便捷、安全和易于使用,提高中药在临床应用中的适应证和治疗效果。例如,通过研制新型中药口服液、贴膜剂、喷雾剂、注射剂等剂型,可以更好地适应不同病情的治疗需要,提高中药在临床应用中的效果。

(3)推进中医药现代化:中药制剂剂型创新是中医药现代化的重要环节之一,通过结合现代科技和制剂技术,使中药制剂剂型更加科学、现代和规范,有利于提高中医药的认可度和可信度,促进中医药的现代化进程。

2. 中药制剂剂型创新的现状

中药制剂剂型是指中药在制剂过程中所采用的制剂形式,如丸剂、胶囊、口服液、贴剂、散剂、糖浆等。目前,市场上的中药制剂剂型主要分为传统剂型和新型剂型。

（1）传统剂型：传统中药制剂剂型是指在古代就已存在的剂型形式，如丸剂、散剂、煎剂等。这些传统剂型形式大部分已经被标准化和规范化，并已经在临床应用中积累了大量经验，因此应用广泛。例如，丸剂因其剂型稳定、服用方便等特点，成为中药制剂中最常用的剂型形式之一。

（2）新型剂型：随着科技的不断发展，新型中药制剂剂型不断涌现。例如，随着生物技术的发展，新型剂型如基因重组人血白蛋白注射液、基因重组人血凝血因子制剂、植物表达型蛋白制剂等不断涌现，它们的应用为中药制剂剂型的发展提供了新的思路和方向。目前，中药制剂剂型创新已成为国内外中医药领域研究的热点之一。国内外已涌现出一批中药制剂剂型创新的代表性产品，如清开灵口服液、鲜竹沥口服液、复方丹参注射液等，这些产品在中药制剂中具有重要地位。

（3）中药制剂剂型创新：主要分为以下几种。

①中药注射剂：将中药成分以注射的方式进行治疗的一种药物剂型。与传统的中药制剂相比，中药注射剂具有药效强、作用快、疗效显著、不受口服吸收影响等优点，因此在临床治疗中得到了广泛应用。近年来，随着科技的发展，中药注射剂也在不断创新，如利用纳米技术对中药注射剂进行改良，以提高药效、降低不良反应等。

②中药口服制剂：将中药以口服形式进行治疗的一种药物剂型。传统的中药口服制剂主要有颗粒剂、丸剂、片剂等，但这些剂型口感不佳，易产生药物间干扰。为了解决这些问题，近年来出现了一些新型中药口服制剂，如微型胶囊、口腔溶解片、多层泡沫片等，具有口感好、易吸收等优点，受到了广泛的关注。

③中药外用制剂：将中药以外用形式进行治疗的药物剂型。传统的中药外用制剂主要有药膏、贴剂、洗剂等，但这些剂型存在使用不便、药效不稳定等问题。近年来，随着科技的发展，出现了一些新型中药外用制剂，如纳米贴剂、脂质体外用凝胶、微针贴剂等，具有渗透性好、药效稳定等优点，使中药外用制剂的应用范围得到了拓展。

④中药泡腾片：将中药成分制成泡腾片剂型，用于口服。泡腾片在制剂技术上要求药物与辅料在水中充分分散，添加酸碱物质使其产生泡沫，药物与水混合时充分溶解，口感好，吸收快。目前，中药泡腾片也越来越多地被应用于临床治疗。

3. 中药制剂剂型创新的挑战

中药制剂剂型创新在推动中药现代化发展方面具有重要意义，同时也面临着一些挑战。

（1）质量稳定性：与化学药物相比，中药材的生长环境、收获时间、质量差异和不同药材的配伍等因素均会对质量稳定性造成影响，给中药制剂剂型的设计和研究带来了更大的挑战。

（2）治疗效果验证难：中药的治疗效果通常需要长期观察和验证，且在不同的疾病中发挥作用的方式可能不同，这增加了中药制剂剂型的研究难度。

（3）研究成本高昂：与化学药物相比，中药制剂剂型的研究成本更高。中药制剂剂型的研究需要经历中药材和药效成分的化学分析、药理学研究、药效实验及动物试验和临床试验等多个环节，要耗费大量的研究经费和时间。

（4）缺乏标准化指导：中药制剂剂型具有多样性和复杂性，缺乏有效的标准化指导，增加了中药制剂剂型的研究难度。此外，不同中药制剂剂型的制备和应用方法也缺乏一致性，这给中药制剂剂型的推广和应用带来了困难。

（5）市场环境：市场对中药制剂剂型的接受度、使用频率等因素也会对中药制剂剂型的研究和开发产生影响。中药市场的激烈竞争、消费者对中药的认知度和信任度等因素也是中药制剂剂型研究和开发的障碍之一。

（6）传统观念：中药制剂剂型的创新也需要对传统观念进行突破。传统观念认为，中药应该是天然且原始的，因此对中药的加工和改良抱有抵触情绪，这也限制了中药制剂剂型的创新。

此外，中药制剂剂型创新还面临着其他挑战。一个挑战是中药复方的药效学和药理学问题。相对于单一药物，中药复方中的药物组合存在着更加复杂的相互作用和影响，因此需要对复方药物的药效学和药理学进行深入研究，以保证剂型的安全性和有效性。另一个挑战是中药制剂剂型生产工艺的标准化和规范化。与化学药物剂型相比，中药制剂剂型的生产过程更加复杂，需要对中药材的采集、加工、炮制等环节进行标准化和规范化管理，以确保中药制剂的质量和稳定性。同时，由于中药制剂剂型的研发和生产需要耗费较高的成本和时间，因此需要加强技术创新和人才培养，以提高中药制剂剂型的竞争力和创新能力。

最后，中药制剂剂型的市场推广和普及也是一个挑战。中药制剂剂型的疗效通常需要长期使用才能得到体现，因此需要加强对中药制剂剂型的临床研究和推广，同时加强对中药制剂剂型的宣传和普及，以提高公众对中药制剂剂型的认知和接受度。

中药制剂剂型创新是当前中药研究领域的重要研究方向之一，主要包括制剂形式、药物输送系统、剂量形式和辅料等。通过研究提高中药的治疗效果和安全性，满足不同人群的用药需求，同时促进中药产业的发展和创新。当前，

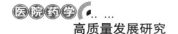

中药制剂剂型创新在制剂形式方面已经取得了一些进展，包括中药口腔制剂、中药透皮贴剂、中药软胶囊等；在药物输送系统方面，中药微球、纳米粒子、脂质体等新技术的出现也为中药制剂剂型创新提供了新的思路和途径；在剂量形式方面，中药悬浮剂、中药快速溶解片等也为中药制剂剂型创新带来了新的突破。尽管中药制剂剂型创新面临着一些挑战，如中药复方的药效学和药理学问题、中药制剂剂型生产工艺的标准化和规范化，以及中药制剂剂型的市场推广和普及等，但通过技术创新、标准化管理、临床研究和市场推广等多方面的努力，中药制剂剂型创新仍有巨大的发展潜力。未来随着中药研究开发的深入和完善，中药制剂剂型创新也将不断拓展其创新空间和发展潜力，为中医药的传承和发展做出更大的贡献。

（四）新药开发

新药是指新研制的、临床尚未应用的药物，其化学本质应为新的化合物或新化学实体、新分子实体、新活性实体。新药开发是指新药从实验室发现到上市应用的整个过程，包括先导化合物的发现研究，以及充分验证候选药物安全、有效且质量稳定可控的开发研究两大阶段。开发新药的工作虽然符合科学研究的一般规律，但其投资大、周期长、风险高，因此，从立题到报批，容不得半点疏忽，否则很可能白白消耗大量人力、财力、物力和时间而得不到任何回报。医疗机构制剂室开发新药应充分发挥和利用医疗机构制剂品种及剂型的优势，紧密结合临床，重点可以从以下几个方面进行研究。

1. 制剂创新

制剂研发选题包括研制新剂型、改变适应证、已知药物协同作用的复方制剂等，具有风险小、投资少、周期短、门槛低、难保护、竞争激烈等特点，是药物创新中一种经济效益较佳的模式选择。一些制剂新产品旨在提高治疗效果，特别是提高生物利用度。

2. 新药用辅料研究

药用辅料与剂型紧密相关，新药用辅料研究对新剂型与新技术的发展起着关键作用。在加强制剂释药系统研究的同时，必须加强对药用辅料的研发及应用，以适应新的药物及剂型开发需要。例如，乙基纤维素、丙烯酸树脂系列、醋酸纤维素等 pH 值非依赖性高分子的出现，发展了缓、控释制剂；近年来开发的聚乳酸、聚乳酸聚乙醇酸共聚物等体内可降解辅料，促进了长时间缓释微球注射剂的发展。为了适应现代药物剂型和制剂的发展，药用辅料将继续向安全性、功能性、适应性、高效性的方向发展。

3. 复方制剂开发

两种及以上活性物质组合在一个单独的药物制剂中称为复方制剂。复方制剂的研发成为国内外制剂开发的重要途径之一，目的是产生药物协同作用、降低药物不良反应、减少患者用药品种并改善依从性。

（五）药物分析技术创新

药物分析技术是药学工具，应在常规检验的基础上，加强对药品内在质量的研究，扩大仪器检测范围。药物分析技术发展的主要趋势是简便、快速地从复杂组分样品中，灵敏、可靠地检测一些微量成分。不论是法定方法或非法定方法，在理论和技术上都可以根据工作需要及实际条件，对其加以研究和改进；对于自行研制的制剂，应自行建立检测方法。其研究内容如下。

1. 样品前处理的研究

样品前处理的内容包括分离提取、鉴别试验、含量测定及前处理的其他技术。

（1）分离提取：在鉴别和进行含量测定时，中药、中药制剂、体内药物包括某些复方西药制剂，有时各成分互相干扰，特别是体内药物，在使用高效液相色谱仪等进行分析时，易污染色谱柱及流路。所以，应掌握最佳分离提取方法，使纯度提高，降低损失。前处理方法有溶剂提取法、沉淀法、固相提取法等，目前使用较多的是溶剂提取法。

（2）鉴别试验：对于西药复方制剂，每一种类要有专门试验；中药材的主要成分、中药制剂多数药物（特别是君药和毒药）的主要成分要有专门试验，针对药物性质可以使用不同鉴别方法，而使用最多的是薄层色谱法，其可通过不同显色剂进行鉴定。主要成分要符合理论研究结论，并配合标准品、原药材、空白对照试验。

（3）含量测定：西药复方制剂中，每一种成分都要有定量方法；对于中药材，通常要求控制主要成分的含量限度，中药制剂的君药和毒药成分要有含量测定方法。中药制剂经过原药材的提取加工，再从制剂中分离提取检测成分，损失较大，目前要求分离提取量应达到原药材主要成分含量的80%。

（4）前处理的其他技术：对药物组分的衍生化、裂解技术可用于高效液相、紫外光谱等仪器的检测中。如果某种样品有两个组分，均不吸收紫外光，经衍化剂衍生化以后，其中一种变为可以吸收，则可通过紫外光谱法测定。根据现

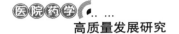

代分析技术的特点，充分利用各种色谱技术，再配合裂解、衍生化分离方法和高灵敏的检测装置，获取大量信息，再借助计算机系统辅助进行目标检索、数据处理或模式识别，对中药和中药制剂的内在质量进行综合评价。虽然这样无需对样品进行常规分离提取，但要做结构改变和计算机系统的前期研究工作。

2. 含量测定的研究

含量测定的研究包括分析方法的研究、含量测定方法学。

（1）分析方法的研究：根据药物性质，结合本单位条件，在准确可靠的前提下开展。如间苯二酚含量测定原用化学法，可改用简便的分光光度法；维生素 C 片剂的含量测定有紫外光法等多种方法，现可用褶合光谱分析法，直接用混浊溶液测定。总之，研究结果力求简便、快速。在具备条件的单位，可以开展含量分析新理论、新方法和新技术的研究，如联用技术（色谱－光谱联用、色谱－质谱联用）；甚至开展开拓性研究，如化学结构类似、性质差别细微的样品的分离和分析技术。

（2）含量测定方法学：指对某一样品自行建立了含量测定方法，为考查测定方法的科学性和准确性而进行的研究，包括测定条件的选择、线性关系考查、稳定性试验、精密度试验、重复性试验和回收率试验等常规方法学的研究。

（何金汗　董鉴霞　刘伟　杜鸿灵）

第五节　高质量发展中的医院药房建设

一、概念

医疗机构除临床检验中心外都设有药学部门或（和）药房，药学部门和药房是医疗机构所必须设置的医技科室之一。药学部门和药房除保障临床所需药品的供应、配送、调剂等工作外，同时也是医院药事管理的职能部门和提供药学服务、科研教学的综合性技术科室。药学部门需进行人、财、物和技术、业务的管理，具有极强的综合性、实用性、经济性、安全性和多元性。

《医疗机构药事管理规定》指出，"医疗机构应当根据本机构功能、任务、规模设置相应的药学部门"。根据上述要求，药学部门根据医疗机构需要，下设若干药房，统称为"调剂部门"，即大众普遍认知的医院药房。

我国 2007 年 5 月 1 日施行的《处方管理办法》规定："取得药学专业技术职务任职资格的人员方可从事处方调剂工作"。"具有药师以上专业技术职务任职资格的人员负责处方审核、评估、核对、发药以及安全用药指导；药士从事处方调配工作。"医院药房调剂工作必须由合格的药学专业技术人员完成，同时也要求匹配调剂工作量相当的房屋面积、具备相应的设施等硬件条件。药房调剂工作作为保证患者得到安全、经济、有效药物治疗的重要技术工作，必须有完善、严谨的法律、法规和制度等软件保障。

二、主要类型

医院药房大多分为门诊西药房、门诊中药房、急诊药房、住院药房。也有些医疗机构因临床需要，在门诊设置儿科药房、慢病药房、肿瘤药房等专科药房。门/急诊药房由患者或家属自行持处方或缴费发票到窗口取药，而住院患者用药则由其所在病区医院工作人员按医嘱至住院药房领取后一一发放。

三、主要发展

（一）以调剂、制剂为主的传统供应阶段

从中华人民共和国成立到 20 世纪 60 年代，医院药房的中心任务是承担门诊、病房药品的配发和医院协定处方的配制，以及学习苏联药房开展快速分析来加强药品质量，这一时期医院药师严重缺乏，且药房的设备条件较差，药师很难发挥应有的技术，药房在医院中也处于较低的地位，多以简单调剂为主要工作。这一阶段特点是医院药房规模小，药品品种少，以西药调剂为主，业务单一。

（二）临床药学开展阶段

20 世纪 80 年代，我国各大医院开始开展临床药学工作，由于医药事业的发展，市场上药品种类日渐增多，医生不合理用药的现象较为常见，如何密切与临床联系加强合理用药、提供用药咨询，已成为药学部门工作变革的内容。

此时期，各高等医学院校也相继开设了临床药学培训班，让学生接受医院药师的培训。经过实践探索，证明药师参与临床对促进合理用药、确保患者用药的安全和有效具有重要的意义。《中华人民共和国药品管理法》颁布后又相应制定了《医院药剂管理条例》及综合医院分级管理标准等，规定了开展临床药

学项目以评定等级医院的标准，促进了各大医院药学部门重视临床药学工作的开展，但各地开展工作的深度和发展是不均衡的。例如，药物治疗监测、药代动力学等研究仅在某些教学医院和大型三级甲等医院中开展，且工作范围十分狭窄，部分中小医院进行这项工作十分困难，加之医院实际工作条件限制，很难开展临床药学工作。这一阶段通过对临床药学的倡导和实践，医院药房开始从简单的药品供应工作中摆脱出来，逐渐向以知识与技术服务为主的药学服务模式转变。

（三）质量管理阶段

20 世纪 80 年代后期，我国实行对外开放的政策，医疗卫生事业进入了蓬勃发展时期，我国卫生行政部门开始重视学习国外药房的标准化、规范化管理，如计算机在医院药品管理中的应用，特别是对医院自制制剂和购入药品的质量控制。根据《中华人民共和国药品管理法》以及学习国外药品生产管理规范（good manufacturing practice of medical products，GMP）制度，对生产和开发院内制剂的医院，按规定程序进行各项质量审查，发放《制剂许可证》及并行年度检查，对达不到规定条件的医院制剂室限期改进，未获《制剂许可证》的医院一律不准配制制剂。实行这一质量管理制度，可从药品购入方面制止假劣药品流入。另外，各医院制剂室在工作环境、设备、人员结构、药品质量提高等方面都有较大的发展。

（四）改革阶段

20 世纪 90 年代，随着改革的深入和市场经济的推行，如何合理应用卫生资源成为全社会的关注热点。在这种形势下，我国医疗体制面临重大的改革。随着社会医疗保障制度、医药分业、药品分类管理、定点医院、定点药房的推出，我国公立医院面临重大的调整，医院的宗旨从"以疾病为中心"逐渐向"以患者为中心"转化，提高医疗服务质量，同时扩大社区医疗服务。面对这样的形势，医院药房的功能发生变革，不再是买卖药品、大规模生产自制制剂来达到"以药养医"。同时，国家对药品生产质量管理要求更严格，人民群众自我保健意识更强，压缩了医院制剂规模化生产。随着药学服务的理念传入我国，包括用药前的宣传教育，用药过程中的顾问、监测及用药后的监测与评价，医院药学工作重心也随之从"药物"转移到"患者"，工作模式从传统的"供应保障为主"向"技术服务为主"转变，主要工作内容向药学服务转变，医院药房的工作也要重新定位来适应改革的需要。

（五）转变职能以适应新形势发展阶段

生物科技、信息技术等自然科学的进步和管理科学等社会学科的发展，促进了人们对生活质量的关心和对医疗健康事业的重新思考，医学模式从生物医学向生物－心理－社会医学模式转化，团队医疗、全程化药学服务、全方位药学服务、慢性病管理等新观念逐渐形成。

我国医院药师的技术职称、学历结构、年龄结构、知识结构、工作能力和素质及行政区域等具有多种层次，存在明显差异，应该根据这些层次和差异，逐步建立较为完善的医院药学继续教育体系，使每一层次的药学人员都能根据自身状况，明确地沿着一定的程序，通过多种途径学习专业知识和参加继续教育，最大限度地发展个人的智力潜能，了解和掌握国内外最新医药科技进展和相关法规等，不断更新、补充知识与提高技能，保持较高的专业水平和执业能力。医院药学部门由过去的药剂科逐渐发展成为由若干子科室组成的药学部，形成了具有药事管理、药品供应、药品调剂、医院制剂、临床药学、药学信息等多项职能，以满足高水平药物治疗和服务临床、服务患者的需求，更加适应医院药学发展要求。

（六）自动化、信息化在药房精细化管理中的作用

随着我国医疗体制的逐渐完善，医院逐渐开始了自动化、信息化的建设过程，在这个过程中，为降低药师的压力，使药品拥有更加良好的储存环境，在医院的改革建设中，药房的信息化和自动化是不可避免的。医院药房不但承担着所有科室处方的处理和药品的分发，同时门/急诊药房还是医院与患者交流的窗口。药品作为一种特殊商品，其配发调剂的正确性关系到患者的治疗效果甚至生命安全，进而关系到医院的整体形象和医患关系的和谐。

目前，我国有不少医院药房已实施自动化、信息化建设，并应用于药品采购、调剂、药学监护、不良反应监测及临床药学等，相对于传统的人工配药，自动化、信息化药房有着非常显著的优点：①空间利用率较高，避免了很多不必要的浪费；②处方调配时间显著缩短，发药时间可缩短至传统药房处方调配时间的50％；③通过自动化设备自动识别药盒，可以避免人工摆药时容易出现的差错。据相关文献报道，在加药无误的状态下，摆药工作中药品品种的准确率可达100％，数量准确率可达97％以上。自动化、信息化药房的使用提高了各项工作的效率，包括药品的发放、库存管理、药品效期管理、药品盘点和统计分析等。因此，自动化药房的使用可以将药师从繁重的调剂工作中释放出

来，降低药师的工作强度，使其工作重心转移到药学服务的其他方面，如药品信息咨询服务、药品概述服务等。

随着新医改的不断深入及药品"零加成"政策的实施，医院信息化管理水平不断提高，如患者就诊、药品发放、疾病诊断等都与计算机技术、信息技术密切相关。医院整体上信息化升级，药学部门信息化建设也日趋完善。一方面，整合全院药学信息，各科室信息系统化，建立各科室独立的信息库和监控网络，这些信息库和监控网络又因科室之间的业务交叉、信息交互而形成整个医院药学部门内部信息网络。另一方面，医院也开放对接外部网络，如医药供应系统、区域药学信息平台、政府监管的药品不良反应（adverse drug reaction，ADR）上报系统等。

医院药房在信息化建设中引入药学智能装备，以适应药师工作，缓解人工工作造成的排队取药时间长、调配差错、药品污染、指导用药知识储备不足等。从早前单一的药房器具，更替为半自动化的存取设备和自动化调剂设备，最终发展形成颇具规模和管理的一系列科室系统，如智能化门诊药房系统、自动化住院药房分包系统、智能化静配中心系统等。这些系统在一定程度上改善了病患就医环境和药师工作环境，药师工作理念、流程也发生改变，药房逐步进入现代科学管理、精细化流程模式，让临床药学更专注于药学监护，药剂工作更专注于药学服务。

（李健　石红霞　张剑）

第六节　DRGs/DIP 医保支付制度改革下的药学服务模式

一、药学服务

（一）药学服务的概念

药学服务是为患者提供直接、负责的药物治疗，以提升与改善患者的生活质量。纵观世界医院药学发展历史，药学服务主要经历了传统药学、临床药学、药学监护 3 个阶段的变革（图 1-1）。在传统药学阶段，药师主要负责药品配制和分发；在临床药学阶段，药师由被动转为主动，开展药学服务；在药学监护阶段，药师主动承担起对患者的责任，直接对患者医疗质量负责。在转型阶段，医院药学服务模式已从"以药品供应为中心"演变为"以患者为中心"，临床药学与药学监护阶段的关键点均为合理用药，因此现代药学部门的建立应以合理用药为基础。

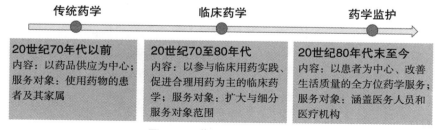

图1-1 药学服务变革历程

中国药学界在20世纪90年代初就引入了药学服务的概念，并获得广泛关注。以临床药师参与临床诊疗为标准，我国从20世纪90年代后期才开始将药学服务付诸实践。医疗管理部门也适时地颁布了《医疗机构药事管理暂行规定》，建立了临床药师制度。指定多家医院作为临床药师试点、遴选临床药师培训机构等工作的开展，大大加速了药学服务的普及与开展。

（二）药学服务的工作内容与工作职责

区别于临床医护提供的临床诊疗服务，药学服务主要提供"药物"相关的"服务"，是药师为提高患者生活质量，与医疗专家合作，运用最新的知识与技术，设计、执行与监测药物治疗方案。

从工作内容而言，药学服务主要包括以下3个方面（图1-2）。

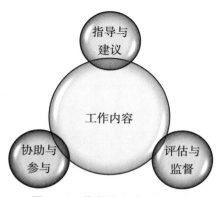

图1-2 药学服务的工作内容

（1）指导与建议：药师提供个性化服务，根据患者个体情况，制订最佳用药方案，参与临床会诊与病例讨论，向医护人员提供药物相关信息，以及不良反应病例收集上报。

（2）评估与监督：药师点评处方，包括评估药物选择的适宜性，审查用药是否能够达到治疗目的等；教育患者用药，提高患者自主用药的依从性；监督药物使用过程中药学服务开展情况，如审核处方、调剂等。

（3）协助与参与：药师协助相关机构制定与实施药物处方集、政策和规程，开发和建立综合疾病管理项目，完善医疗服务制度；参与医师查房和医务小组项目活动过程，做好用药的质量评估，保证药房服务等。

从工作职责而言，药学服务主要包括临床职责、管理职责与科教职责（图1－3）。

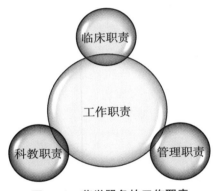

图1－3　药学服务的工作职责

（1）临床职责：药学服务除完成传统的药品调剂服务、药品检验和药品供应外，需在患者临床药物治疗中实施并取得成效，包括但不限于处方审核、药学查房、用药指导、热断层扫描和药物基因检测、制订个性化用药方案等。

（2）管理职责：基于大数据进行处方点评、合理用药管理等。

（3）科教职责：包括临床药理学研究、药物经济学研究、药学技术研究与培训等。

根据《中国药学服务标准与收费专家共识》，中国药师的药学服务包括门诊调剂服务、住院药学服务、专科药师药学服务、治疗药物监测服务、静脉用药配置服务、药学基因组学服务、咨询药师服务、药店药学服务、药学情报服务、药事管理与药物治疗管理服务等。

（三）药学服务的服务对象

随着药物服务的转型与升级，其服务对象也发生改变。从传统药学阶段主要针对使用药物的患者及其家属，到临床药学阶段服务对象的进一步扩大与细分（性别、年龄、不同职业、文化层次等），再到药学监护阶段纳入医务人员和医疗机构。目前药学服务已形成全面服务格局，包括患者及其家属、医务人员与医疗机构、药品消费者与健康人群。其中尤为重要的人群包括以下几类。

（1）用药周期长的慢性病患者，或需长期（终身）用药者。

（2）病情和用药复杂、患有多种疾病，需同时合并应用多种药品者。

（3）特殊人群，如肝功能不全者、过敏体质者、儿童、老年人、妊娠及哺乳期妇女、血液透析者，听障、视障人士等。

（4）用药效果不佳，需重新选择药品或调整用药方案、剂量、剂型者。

（5）用药后易出现明显的药品不良反应者。

（6）应用特殊剂型、特殊给药途径者。

（7）需监测药物治疗窗者。

（四）药学服务的特点

药学服务并非特定专业内容，而是一种行为，一个过程，是以人为本的专业行为的总和。不同于一般行为上的功能，药学服务是药师群体通过向服务对象提供药物相关信息和知识的形式，满足服务对象临床诊疗需求的过程，包含药师对服务对象的关怀与责任。

因此，基于服务对象、服务路径和服务内容的特殊性，药学服务不仅具有普通服务的"无形性、可变性、易消失性、不可分离性"，还具有"强的生命相关性、连续性与易获得性、专业性、损害不可逆性、服务效果难以客观评价"等特征。

（五）我国药学服务发展历程及现状

随着医药卫生体制改革的不断推进，我国药学服务体系的框架现已基本形成。但地域经济发展水平、政策落实情况、医院发展能力的不一致，使得我国药学服务发展水平、发展速度并不均衡，具体如下：三级医院已基本形成"以患者为中心"的临床药学服务模式，二级医院在临床药师的配置及医患对药师的认知度等方面仍不成熟，而基层医疗机构尚处于传统药学阶段。社会药房受限于药师学历普遍不高、专业性不足、知识更新较慢等因素，远达不到提供用药指导的要求，再加上缺乏患者随访及药学质量评价体系等，故我国药房仍以"药品供应为中心"的药学服务为主。

与美国、日本等发达国家对比，我国药学服务发展存在诸多限制性因素：

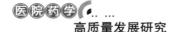

①法律法规体系不完善。虽然出台了一系列相关法律，其中涉及对药学服务及执业药师的规定，但尚未出台一部综合性、权威性的药师法，导致药师服务不被重视。②社会认知度低。一是由于药师相关法律法规体系的不完善；二是由于医疗机构对于合理用药知识宣传力度不足，公众对其认知度与重视度不足。③药学教育定位不清晰。相较于日本，我国仍以研究型药学人才为主，不能满足目前医疗机构的需求，且国内课程以药物为中心，尽管引入临床药学，但仍缺乏药学实践检验与人文理论。我国与美国、日本药学服务模式对比见表1-2。

表1-2 我国与美国、日本药学服务模式对比

项目	美国	日本	中国
服务内容	具有较为完善的工作模式和专业分工，服务于不同专科；重视临床药师在药物治疗方面的作用，强调药师与医师的业务分工和专业范围，药师拥有调配处方权	实施医药分业，医师仅开具处方，药师根据医师处方调配药品并指导患者服药；在一般药房基础上，设立常客药局与健康药局，拓展服务内容	整体发展不平衡，基层机构仍停留在传统药学阶段
药学教育模式	培养模式为6年制的药学博士，强调理论与实践并行：2年专业基础教育+考核合格+3年专业课程学习+1年医院实习；4年本科药学学士教育+2年临床医学培训与实践+6年基础理论与临床实践培养+考核合格	根据不同的培养目标，对培养模式进行了细化与调整：导入药学科教育：6年本科+4年博士；实施药科学科：4年本科+2年硕士+3年博士	以4年制或5年制教育为主，课程以药物为中心
立法保障	建立或修改《医疗实践法》《社会保障法》等，保障临床药师法律地位；建立联邦医疗保险和医疗救助政策，部分补偿医疗机构、社会药店等在开展药学服务时所增加的医疗成本	建立或修改《医疗法》《药事法》《药剂师法》等，明确药师法律地位与职能地位；设置"基本调剂费"和"药品服用记录指导费"补偿药师权益，增强药师对处方的干预力度	《执业药师职业资格制度规定》《中华人民共和国药品管理法》等法律法规涉及对执业药师及药学服务的相关规定，但尚未有一部综合性、权威性的药师法

（六）传统药学服务模式困境

我国药学服务经历了70余年的发展，目前基层医疗机构药学部门与社会

药房服务模式仍停留在传统药学阶段，医师与临床科室处于绝对主导地位。药师与药学部门辅助完成药物诊疗，工作内容以药品管理为主，为患者及其家属提供用药咨询属于医疗的二线服务，与医务人员沟通交流少，因此传统药学阶段的服务模式存在诸多缺陷。

（1）药师专业性不强：传统药学服务模式中，药师工作以药品管理为主，药学理论知识实践机会少，造成许多药师专业素质不过硬，不利于医院临床药学工作的开展。主要原因在于：一方面药学教育培养体系不够完善，我国高等院校药学教育培养方向主要为化学、实验室药学研究，着重药物的理化性质和单纯的药理学知识的培养，缺乏临床医学知识、临床诊断知识及临床用药实践；另一方面虽然药师大部分为药学专业毕业，但习惯了以药品供应为中心的被动服务工作模式，很少有进修学习的继续教育机会，医疗机构也未开展针对药师的专业性规范化培训和继续教育，导致毕业后的专业知识老化，缺少现代医院药师所应具备的人文素质、理论知识和专业技能，药学服务技能、水平难以提升。

（2）影响"合理用药"工作推进：药师是实施药学服务的主体，但是受个人认知与精力限制，部分药师认为药学服务是临床药师的任务，只有参与临床药物治疗才是药学服务，限于专业知识背景而产生畏难情绪。在传统药学服务模式下，医师对于患者诊疗方案拥有绝对的话语权，药师只需做到"按方取药，不抓错药、配错药，保障好药品供应"，就是高质量服务。而对于药物的治疗效果，若非负责人或仅承担有限责任，即使发现医师存在不合理用药情况，也没有与医师沟通、讨论的主动性和积极性，导致无法从源头上避免、减少不合理用药情况的发生。传统药学服务模式下，药师需要耗费大量的时间和精力用于开展大量机械性、重复性的工作，一定程度上也降低了药师的工作积极性。

（3）医院药学服务专业性差，水平偏低，服务能力提升缓慢：药学服务是医疗诊疗服务中减缓患者疾病程度、提升患者生活质量的重要武器。医院药师不仅要对医院的药学技术、临床用药及药品供应进行研究，同时还要进行药事管理，医院药学是医疗工作中的一个重要组成部分。但在传统药学服务模式中，药学服务还处于最基础的阶段，没有走入临床、走进患者，服务能力提升缓慢。

（4）患者对药师认同度低，就诊满意度低：传统药学服务模式中，患者对于药师的认知为"配方发药"，对于药师职业认知模糊，认同度低。如果需要咨询用药相关知识，首选医师而非药师，而医师一方面由于临床诊疗工作忙

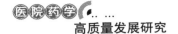

碌，另一方面由于药学知识的专业性，无法及时更新知识储备，导致其无法翔实回复患者疑问，使得患者诊疗过程中对于用药知识了解偏少。同时药师无法了解患者具体需求，不能解决患者疑问，不利于良性医患关系建设。

二、DRGs/DIP 带来的挑战

（一）DRGs/DIP 概述

2017 年，国务院办公厅印发《关于进一步深化基本医疗保险支付方式改革的指导意见》，要求全面推行以按病种付费为主的多元复合式医保支付方式。2020 年，中共中央、国务院印发《关于深化医疗保障制度改革的意见》，要求建立管用高效的医保支付机制。2020 年，《关于深化医疗保障制度改革的意见》《区域点数法总额预算和按病种分值付费试点工作方案》《国家医疗保障局办公室关于印发区域点数法总额预算和按病种分值付费试点城市名单的通知》发布，确立上海、广州、深圳等 71 个 DRGs/DIP 试点城市。

DRGs 是一种患者分类方案，是专门用于医疗保险预付款制度的分类编码标准。DRGs 以出院病历为依据，综合考虑了患者的主要诊断和主要治疗方式，结合个体特征如年龄、并发症和伴随病，根据疾病的复杂程度和费用将相似的病例分到同一个组中，给予定额预付款。

DIP 是利用大数据优势所建立的完整管理体系，发掘"疾病诊断＋治疗方式"的共性特征，对病案数据进行客观分类，在一定区域范围的全样本病例数据中形成每一个疾病与治疗方式组合的标准化定位，客观反映疾病严重程度、治疗复杂状态、资源消耗水平与临床行为规范。要求临床诊疗要更贴近患者实际，为患者提供更科学、合理、高效的诊疗方案，追求以最低的成本，获取最高的效益。与 DRGs 相比较，DIP 是我国医保支付制度本土化的改革探索的成果。

（二）DRGs/DIP 医保支付制度改革对医院管理的挑战

不管是 DRGs，还是 DIP，都属于病种打包支付的范畴，是衡量医疗服务质量效率的重要工具，是有效控制医疗费用不合理增长、实现医保患三方共赢的重要手段，也是我国医药卫生体制改革的重要杠杆。通过以医保支付为"支点"，倒逼公立医院强化医疗运行中的成本管理，撬动医院内部运行机制、医药生产流通领域的改革，提高医疗行业资源配置效率，使医疗服务质量跟上不断增长的医疗服务需求。

DRGs/DIP 付费制度下，医院必须转变运营理念：从多服务就是多利润转向控成本就是多利润，从追求服务量转向追求服务质量，引导医院主动降低成本，促使其在药品、器材和设备等采购，以及在诊疗过程中更注重成本－效益。医院一方面必须通过提升医院精细化、科学化和规范化管理水平，优化流程、提高效率，比较各种治疗方案，寻找好、快、省的临床路径，缩短平均住院天数、避免过度医疗和无效医疗等措施，控制医药费用的不合理支出和增长，实现低成本、高产出；另一方面必须大力发展成本核算工作，完善财务管理相关规定，推进医院的医财融合，通过成本核算与管理等工作促进医疗机构精细化管理，提供医疗机构真实、可靠的成本数据，更好地探索、建立医院与医保的有效协商谈判机制。

（三）DRGs/DIP 医保支付政策改革对药学服务的影响

临床药学的发展能很好地实现医保控费。随着 DRGs/DIP 支付制度的深入实施，临床必然要考虑药品、耗材、检验与检查等成本。药品控费已成为临床医师面临的棘手问题，而临床药师能帮助其更好地实现医保控费。以 DRGs 核心考核指标为例（表 1－3），临床药师参与并给出合理用药方案，加快患者康复，缩短愈后时间；选择最优性价比药品，降低整体费用，从而提高医疗服务效率；设计安全用药组合，避免药物间不良作用，从而提高医疗安全。因此临床药师的参与能在一定程度上提高临床医师在 DRGs 考核中的医疗服务效率得分，最终提高临床科室及整个医院的医疗服务效率得分，为提升医疗服务质量做出贡献，临床药学的发展是医保控费的重要保障。

表 1－3　DRGs 核心考核指标

维度	指标	考核内容	指标趋势
医疗服务能力	覆盖 MDC 数量	综合医院技术全面性测评	—
	总权重数	住院服务总收入	
	DRGs 组数	治疗病例所覆盖疾病类型的范围	—
	病例组合指数	治疗病例的技术难度水平	升高
医疗服务效率	费用消耗指数	治疗同类疾病所花费的费用	降低
	时间消耗指数	治疗同类疾病所花费的时间	降低

续表

维度	指标	考核内容	指标趋势
医疗安全	低风险病例死亡率	临床上死亡风险极低病例的死亡率	降低
	中低风险病例死亡率	临床上死亡风险较低病例的死亡率	降低
	高风险病例死亡率	临床上死亡风险高病例的死亡率	降低
	粗死亡率	反映医院总的死亡情况	降低
	标化死亡率	采用统一标准调整后的死亡率	降低

注：MDC，多学科协作。

下面以某市人民医院数据为例，展示药学服务在合理用药中发挥的作用。

案例：某市人民医院药学部门探索了临床药师干预前、后抗菌药物使用强度的变化。结果显示临床药师干预后，相较于 2020 年，2021 年住院患者抗菌药物使用强度明显下降，抗菌药物总费用及人均费用均呈下降趋势（图1－4）。

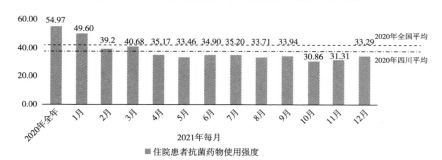

A.2021年每月住院患者抗菌药物使用强度

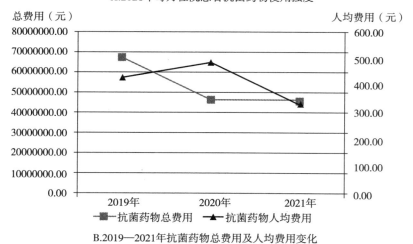

B.2019—2021年抗菌药物总费用及人均费用变化

图1－4　临床药师干预效果示例

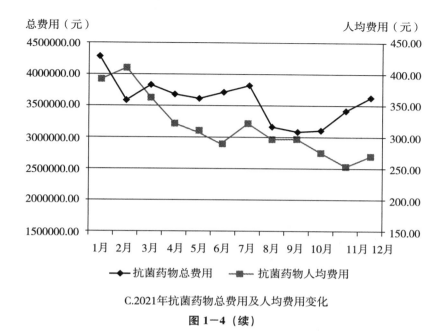

C.2021年抗菌药物总费用及人均费用变化

图1－4（续）

该医院通过以下方式进行干预。

（1）药师参与医院合理用药与质控工作：常态化开展各种处方点评，进行合理用药；参与医院药事会新药遴选，帮助药品结构合理化；以DRGs/DIP为导向，指导临床路径的优化与合理用药；引入负面清单制度，定期与临床科室沟通。

（2）前置处方审核：开展线上、线下药师前置处方审核，减少临床不规范用药。

（3）药学门诊：线下开展互联网药学门诊，药师走入一线，解决患者药物调整、用法用量、药物相互作用等实际问题。

（4）落实临床药师制度：常规开展临床药学工作，药师深入参与临床个体化药物治疗，参与会诊、查房，书写药历、药讯，为医务人员、患者提供第一手的药学信息与服务。

药学服务的宗旨与DRGs/DIP医保支付政策改革下医院成本管控理念一致，即DRGs/DIP支付制度更能体现合理用药的价值，更能体现临床药师的工作价值。结合2023年版《国家三级公立医院绩效考核操作手册》相关指标，药学服务可以从药品费用控制、DRGs/DIP考核、临床路径3个方面促进公立医院的高质量发展（表1－4），实现质量有提升、支付有标准、成本有管控、评价有度量的总体目标。因此，DRGs/DIP时代的到来对于药学服务来说是挑

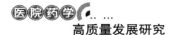

战，更是机遇。

表 1-4 药学服务未来发展的主要方向

内容	相关指标	趋势
药品费用控制	门诊次均药品费用增幅 住院次均药品费用增幅 住院次均药品费用增幅 抗菌药物使用强度	降低
	门诊患者基本药物处方占比 住院患者基本药物使用率 国家组织药品集中采购中标药品使用比例	提高
DRGs/DIP 考核	对标费用标杆，降低费用消耗指数 平均住院天数	降低
	病例组合指数	提高
临床路径	参与临床路径的制定和修订	合理用药

（四）DRGs/DIP 医保支付制度改革下，药学服务绩效考核现状

随着新医改的深入，公立医院已全面取消药品加成，减少的收入部分通过调整医疗服务价格、增加财政投入等方式进行补偿。取消药品加成与部分补偿的方式在一定程度上推动了合理用药的落地。但补偿力度有限，药事服务成本无法得到保障，严重制约了药师服务积极性，依靠补偿的收入方式也成为限制药学发展的主要原因。

2009 年 3 月《中共中央 国务院关于深化医药卫生体制改革的意见》首次提出药事服务费，文件指出，"通过实行药品购销差别加价、设立药事服务费等多种方式逐步改革或取消药品加成政策，同时采取适当调整医疗服务价格、增加政府投入、改革支付方式等措施完善公立医院补偿机制"。至 2017 年，药品加成被全面取消，而药事服务费的收取却未能无缝衔接。我国药学起步较晚，药学服务费仍处于探索阶段（表 1-5）。按照服务内容的差异，药学服务费可分为药事服务费与临床药学服务费。药事服务考核制度中的收费标准较为完善，设立药事服务费较为成熟；而临床药学服务相关收费标准与考核制度，尚待完善。2022 年 4 月，福建省医保局印发了《关于在省属公立医院试行药学服务收费政策的通知》，明确了 15 项药学类医疗服务项目价格。此次试点探索标志着临床药学服务迈向新的台阶，但如何规范药学服务费仍存在诸多难点。

表 1-5　药学服务项目考核与收费现状

服务项目	收费项目	服务对象	服务内容	考核标准	目前收费情况
药事服务	药师服务费	门诊、住院普通患者	审核处方、调剂、药品储运	《医疗机构药事管理规定》、医院等级审相关条例	部分地区试点收费，深圳按收费 5%～10% 补偿，三明市根据医院等级按每人次收费
临床药学服务	药学监护费	存在药物相关性问题的住院患者	用药史、用药信息收集、治疗前评估、参与治疗方案制订、用药教育、疗效与不良反应监测、用药方案调整、出院随访	医院等级评审相关条例	福建省医保局设置药学类医疗服务收费项目： (1) 静脉药物调配费（特殊药物） (2) 药物敏感试验、药物敏感试验（结核分枝杆菌）、药物敏感试验（特殊药物） (3) 各类滥用药物筛查 (4) 药物治疗门诊 (5) 血清药物浓度测定 (6) 体液抗生素浓度检测 (7) 用药指导基因检测 (8) 住院诊查费（临床药学加收） (9) 多学科综合门诊（含临床药学）
	治疗药物管理费	存在药物相关性问题的门诊患者	用药史、用药信息收集与建档、制作药物清单、治疗方案评估、适当干预药物相关性问题、用药教育	医院等级评审相关条例	
	药物浓度检测费	特殊药物治疗患者	药物浓度检测报告解读、指导临床用药	同检验类	
	药物基因检测费	特殊药物治疗患者	与药物相关基因型的监测、报告解读、指导临床用药	同病理类	

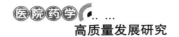

1. 无法统一收费标准与收费项目

药学服务费试点提供了宝贵实践经验，但其落地的必要性、合理性仍需深入探索。我国医疗资源分布不均匀，加之地区、群体的不同，医保政策存在差异。因此，在国家层面上制定统一的药学服务规范指南存在一定程度的难度。而医院等级、药师职称的差异同样给药学服务定价带来一定的难度。目前各试点城市收费的计费标准与项目也不尽相同。例如，深圳市按收费 5%～10% 补偿，而三明市按每人次收费。统一计费标准与项目，需要深入论证与调整。

2. 临床药学服务缺乏质量评价体系

对于传统药学服务，质量评价不存在异议。但临床药学服务中的用药教育、用药咨询等项目，存在诸多主观因素，服务质量好坏直接与药师所具备的专业水平挂钩。现阶段我国药师队伍参差不齐，药师服务的质量、安全性、项目执行合规性，都缺乏相应的评价体系与监督机制。

3. 药学服务费支撑体系不完善

在医疗、药剂、护理 3 个方面，医疗与护理进行了立法，而我国药师法尚未出台，药学服务行为未得到法律规范与认可。药学服务计费需要多部门协作，完善的工作制度是药学服务顺利开展的基石。有了完善的工作制度，才能使该项工作走向规范化道路。

（五）药学服务的转型

新医改将药学服务的地位提至新的高度，围绕药学服务转型，推动我国药学服务高质量发展，应重点从 5 个方面着手：药学服务体系创新，药学服务技术创新，药学服务模式创新，药事管理创新与药学科研、教学实践创新。

1. 药学服务体系创新

（1）药学服务向临床靠近：①单病种/优势病种临床路径用药合理性全覆盖梳理，建立"临床路径用药合理性评判标准"；②为临床建立"DRGs 标杆用药建议清单"，并根据药学发展更新用药建议；③制定院内各类药物用药指南，如抗菌药物、抗肿瘤药物、生物制剂等用药指南；④常规开展临床药学工作，药师深入参与临床个体化药物治疗，参与会诊、查房，书写药历、药讯，为医务人员、患者提供第一手的药学信息与服务。

（2）药学服务向患者靠近：①开展用药交代与用药教育，开展用药全程药学服务；②探索慢性病长期处方管理，对评估后符合要求的慢性病患者，可一次开具 12 周以内相关药品，并提供指导。

（3）药学服务向下沉：①加强对基层医疗机构的指导，通过进修培训、对口支援、远程会诊等方式提高其合理用药水平；②借助医联体平台，将药学服务纳入分级诊疗统筹考虑；③药师下基层、进社区，走进民众家里，为行动不便的患者提供用药教育与指导，开展社区与居家药学服务。

（4）药学服务参与医院管理：①加强药品供应目录衔接，优化保障供应；②开展临床 DRGs 及临床路径合理用药专题培训。

2. 药学服务技术创新

借助互联网技术，积极推进"互联网＋"药学服务健康发展工作，实现事前事后医嘱在线实时审核，加强电子处方规范管理；探索提供互联网和远程药学服务，开展线下与互联网药学门诊，药师走上一线，解决患者药物调整、用法用量、药物相互作用等实际问题；加快药学服务信息互联互通；探索推进医院"智慧药房"建设等。

3. 药学服务模式创新

临床药师网格化对接服务临床科室，全程服务医护患用药，做到合理用药信息的事前传递、事中控制与事后反馈，保障用药安全有效。在传统药学服务模式上加以创新，包括：①开展第三方物流，建设智慧库房：实现 SPD 全流程追溯，保障库存与消耗量的实时追踪，保障临床用药。②打造静配中心：解放护士时间成本，构建专业的配制环境。③优化保障供应：药品供应问题主要集中在三类药品，一是基本药品，二是带量采购药品，三是紧缺药品。药品的供应保障应充分体现以患者为中心，调动医师积极性，提高诊疗合理性。④建设智慧药房：门/急诊西药房引入智能发药机，住院西药房引入单剂量包药机，确保调剂药品的准确性，增加调剂效率，减少患者排队时间；同时开展 6S 管理，科学化储存与调剂药品，确保药品质量。中药房引入智慧中药配方颗粒调配机，具有调配剂量准确、携带服用方便高效的特点；同时开展传统工艺的代煎代煮服务，便于专业的品控，患者拿到后可即刻服用。

4. 药事管理创新

医务部、药学部门、医疗保险、运营管理部共同建立院级药学服务管理委员会，针对相关工作成立专项工作组，如抗菌药物管理工作组、新药遴选工作组、药品不良反应工作组等，全方位参与院内药学服务管理：①基于循证医学评价、经济学评价结果，开展新药遴选；②基于用药指南要求，开展临床药学指导；③基于处方点评、各种药品高强度靶向性点评及药物不良反应监测工作，开展驾照式合理用药积分卡管理工作，进行用药质量评估。

5. 药学科研、教学实践创新

（1）科研：开展以临床需求为导向的科研，重视成果转化，打造重点学科，助力医院高质量发展，立足于为患者提供优质服务。

（2）教学：提升科室的学习氛围，提升服务意识。打造教学基地，培养临床药师，让药学服务覆盖到更多地方。

三、未来展望

（一）药学绩效改革

药学服务费补偿：药学部门工作面很广，服务对象涉及医护患，且服务内容烦杂，因此对于医疗机构而言，药学绩效考核是个难点。作为改革示范，三明市在 2018 年增设了药事服务费，由医保基金全额承担。2021 年 2 月 4 日，三明市医保局和卫健委发布《关于进一步完善药事服务费的通知》，进一步提高了二级及以上公立医院西药药事服务费标准。2022 年 8 月 4 日，国家药监局公布《关于政协第十三届全国委员会第五次会议第 02186 号提案答复的函》，明确社会药店可收取药学服务费。药学服务费作为药学服务的合理补偿，有利于调动药师的积极性，促进合理用药。对于不同等级的医院，需要思考是否可以制定绩效考核指标，让药学部门更好地达到考核标准。

医院绩效内部引导：医疗机构绩效考核方法将直接决定药学部门的发展方向与临床药师的积极性。实践证明，基于药学服务内容、关注药学服务升级转型、强化药学成本控制，围绕处方执行情况、药品管理、工作制度执行情况、科室管理 4 大维度构建绩效考核体系，以基础绩效、工作量绩效、仓储管理绩效为着力点的药学部门绩效激励方案，可以有效激发药学部门员工工作积极性，提升临床药学能力。

（二）运用大数据与信息化手段管理

目前国家药监局批准药物众多，而医师们的处方习惯、药物用量不一致，因此处方审核给临床药师带来了巨大的工作量。如何利用大数据，对我国药师事业发展意义重大。以美国 Expresss 公司为例，其收集了 8300 万患者医疗数据搭建预测平台（医药诉求、临床行为特征），通过大数据，可以预先判断哪些患者的用药依从性差，哪些患者可能会对阿片类药物上瘾等，同时也会为患者提供专业药师的支持服务。以丙型肝炎患者为例，此类大数据的技术服务，可将用药不依从比例从 8.3％降至 4.8％，每个患者可平均节省 30000 美元药物成本。而对于用药依从性差的患者，Expresss 公司再提供临床药师服务，大大减轻药师工作量的同时，确保了患者用药依从性，使病情稳定。

（三）药学人才培养

人才是学科发展的根本性动力，市场的需求又决定人才的培养方向。随着社会经济的不断发展，人们对于健康的需求逐年增加，对药学服务的安全性、有效性和经济性有更高的要求，进而对于药师的培养提出了更高要求。为尽快培养出满足患者药学服务需求的服务型药学人员，中西合璧，既要保留民族文化特色，又要吸纳发达国家先进理念，以市场需求为导向，从政策保障、理论课程设置、医学/药学实践等方面进行调整，医疗机构也需要为临床药学服务人员提供更多的继续教育资源，加强临床药师的继续教育管理。如明确临床药师培养模式，多学科融合培养，药学、医学理论与实践并重，以及根据不同的培养目标设置不同的理论、实践教育学制等。

（何全汗　费杨华　李建）

第七节　处方点评方式及典型判例

一、处方点评的传统方式

需要进行点评的处方按照其不合理的维度分为：不规范处方、用药不适宜处方、超常处方。通过六项点评指标达到多层级管理：单张处方的药品数量、药品使用是否符合适应证、国家基本药物的使用比例、抗菌药物的使用比例、注射剂型的使用比例、不合理用药比例。传统的医院处方点评工作多是在医院药物与治疗学委员会（组）和医疗质量管理委员会领导下，由医院医疗管理部门和药学部门共同组织实施，大多以事后点评结果反馈来提醒、督促医师合理用药，缺乏完善的多层次、回顾式的处方监察管理系统。对于大量的医师处方，按基本要求每月随机抽取 100 张或千分之一进行点评与人工查询统计，没有不合理用药的统一评价标准，各家医院执行的力度、规范化、系统化、标准化与制度化都各不相同，第三方监管缺失，缺乏说服力和权威性。

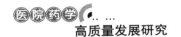

二、现代化的处方点评系统

随着智慧医院信息化建设的推进，在医院信息系统中建立处方点评的自动化模式，提高处方点评工作的管理效率。如通过医院信息系统调取指定时段的药品消耗情况、指定科室和指定医师的临床用药情况，一方面对药品的使用进行实时监控，减少药学人员人工抽样的时间，实时对抽样处方点评，按照国家处方点评要求随时生成处方点评表格；另一方面涵盖管理要求中所有处方的点评细节，如对处方抗菌药物、注射剂等用药的情况，根据安全用药信息数据库精准地计算出六项点评指标，避免大量手工操作，并统一点评标准。增加安全用药模块，可以自动追溯到不合理处方，问题处方的科室、医师、事件等详细信息，为责任追溯找到依据，以数据反馈规范医师的用药行为。

实现上述全面监管的功能模块，有赖于安全用药信息核心数据库的建立和强大的医疗管理系统兼容性。用专家委员会整理获得的数据为核心建立基础数据库，以世界卫生组织（WHO）药物不良反应分级方法按照不同的风险级别总结出的安全用药信息作为补充，形成安全用药信息数据库，在医务工作者开具处方过程中提供实时的安全用药提示。同时配套完善医疗机构相关管理制度，如临床执业医师、医院管理者、医疗机构监管部门、药品使用监管部门合理用药的自查、监管、考核的相关制度，明确职责，优化流程，充分利用药事的处方复查作用，以实现多层次的监管。

三、处方点评典型判例

（一）判例1：药品适应证与临床诊断不符

1. 认定意见

不合理药品使用（注射用胸腺法新药品适应证与临床诊断不符）。

2. 基本情况

患者，男，82岁，因突发意识障碍 2^+ 小时，于2021年7月2日入院。

入院诊断：高血压脑出血、高血压病、糖尿病、肺部感染。

出院诊断：高血压脑出血、细菌性肺炎、偏瘫、吞咽困难、言语障碍、认知功能障碍、高血压病、2型糖尿病、贫血、肠道菌群失调、低蛋白血症、颈动脉斑块、室性期前收缩、气管切开术后拔管困难。

诊疗经过：2021 年 7 月 2 日头颅 CT 检查发现左侧侧脑室旁－基底节－外囊区脑出血，中线结构右移；双侧侧脑室旁、右侧基底节区及丘脑、左侧额叶多发腔梗灶；脑萎缩伴脑白质脱髓鞘：大枕大池；双侧眼球轴径加长。右肺上叶前段及中叶内侧段实性小结节；双肺下叶胸膜下含气不良；主动脉壁及左冠脉壁钙化；左侧颈总动脉近段迂曲；胸椎退变，骨质疏松，右侧第 7 前肋小骨岛。肝右叶钙化灶。于 2021 年 7 月 2 日在静吸复合全身麻醉下行开颅颅内减压＋颅内血肿清除术＋硬脑膜缺损脑脊液漏修补术，术后入 ICU 监护，患者病情稳定后于 2021 年 7 月 6 日转回神经外科普通病房。2021 年 7 月 19 日转入康复医学科。2021 年 8 月 9 日患者病情稳定办理出院。

3. 认定事实与理由

认定事实：病案长期医嘱单记载，2021 年 7 月 20 日至 2021 年 8 月 8 日使用"注射用胸腺法新 1.6mg ih biw"；病案 2021 年 7 月 2 日入神经外科诊断为"高血压脑出血，高血压病"；2021 年 7 月 19 日转康复科，初步诊断为"高血压病，肺部感染，糖尿病"。

认定理由：注射用胸腺法新说明书记载，该药适应证为慢性乙型肝炎，作为免疫损害者的免疫应答增强剂。2021 年 7 月 2 日入神经外科，诊断为"高血压脑出血，高血压病"；2021 年 7 月 19 日转康复科，初步诊断为"高血压病，肺部感染，糖尿病"，2021 年 7 月 20 日至 2021 年 8 月 8 日使用注射用胸腺法新 1.6mg ih biw，临床诊断与该药适应证不符。

4. 专家点评意见

注射用胸腺法新说明书记载，该药适应证为慢性乙型肝炎，作为免疫损害者的免疫应答增强剂。免疫系统功能受到抑制者，包括接受慢性血液透析和老年患者，本品可增强患者对病毒性疫苗如流感疫苗或乙肝疫苗的免疫应答。本例患者 2021 年 7 月 2 日入神经外科，诊断为"高血压脑出血，高血压病"；高血压脑出血行开颅手术后病情稳定，一般情况可；2021 年 7 月 19 日转康复科，初步诊断为"高血压病，肺部感染，糖尿病"，没有慢性乙型肝炎，也没有注射疫苗。该类患者手术一般不会影响免疫系统，术后所致"免疫力低下"可通过饮食、活动的补充自行恢复，无需注射胸腺法新来增强免疫力。因此，2021 年 7 月 20 日至 2021 年 8 月 8 日使用注射用胸腺法新 1.6mg ih biw，属于无适应证用药。

超药品说明书用药应以保障患者利益最大化为前提，应有符合相关法律、

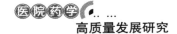

法规、规章和规范性文件，以及充分、有效的循证医学证据支持，需经过医院药事管理与药物治疗学委员会和伦理委员会的批准，并获得患者的知情同意，在做好风险防控的情况下方可开展。

（二）判例2：抗菌药物不合理联合使用

1. 认定意见

不合理药品使用（盐酸莫西沙星注射液与奥硝唑氯化钠注射液不合理联合使用）。

2. 基本情况

患者，女，30岁，2020年10月2日门诊就医，主诉：反复下腹部隐痛不适1个月。

专科查体：外阴未见异常、阴道畅、宫颈轻度糜烂、宫体后位、附件阴性，子宫体压痛。辅助检查：子宫附件（经阴道彩色多普勒超声），未见检查报告。

诊断：双侧输卵管积液。

患者于2020年11月1日复查，病历及处方均诊断为左侧输卵管积液、盆腔积液。予以莫西沙星0.4g qd ivgtt 共7天用量＋奥硝唑0.5g q12h ivgtt 共7天用量进行治疗。

3. 认定事实与理由

认定事实：处方记载患者诊断为左侧输卵管积液、盆腔积液。处方用药：莫西沙星0.4g qd ivgtt 共7天用量＋奥硝唑0.5g q12h ivgtt 共7天用量，该处方所有药品用量为7天。

认定理由：专科查体记录外阴未见异常、阴道畅、宫颈轻度糜烂、宫体后位、附件阴性，子宫体压痛。无血常规、C反应蛋白、宫颈分泌物、盆腔彩超结果的记录，无诊断盆腔炎的依据，联合使用抗菌药物莫西沙星、奥硝唑不合理。

4. 专家点评意见

该患者处方记载诊断为左侧输卵管积液、盆腔积液。专科查体记录：外阴未见异常、阴道畅、宫颈轻度糜烂、宫体后位、附件阴性，子宫体压痛。根据《盆腔炎症性疾病诊治规范（2019修订版）》，子宫压痛为盆腔炎症性疾病诊断的最低标准，盆腔炎症性疾病致病微生物主要为淋病奈瑟球菌、沙眼衣原体、需氧菌、厌氧菌、病毒和支原体等，在参考辅助检查的基础上，推荐首选

β－内酰胺类药物治疗或以喹诺酮类抗菌药物为主进行治疗。该病例未首选β－内酰胺类药物治疗方案，使用了次选方案喹诺酮——莫西沙星，但莫西沙星抗菌谱常规覆盖厌氧菌，无需联用硝基咪唑类药物，该处方开具盐酸莫西沙星注射液与奥硝唑氯化钠注射液联用，属抗菌药物联合使用不合理。

（三）判例 3：抗菌药物使用疗程过长

1. 认定意见

不合理药品使用（注射用头孢唑肟使用疗程过长）。

2. 基本情况

患者，男，6 岁，因"腹痛 12 小时"入院。入院诊断：腹痛待诊，急性阑尾炎？患者入院当天（2021 年 4 月 13 日）行腹腔镜阑尾切除术＋肠粘连松解术，术中见阑尾全段充血水肿，未见脓苔及穿孔，大小约 2cm×6cm，与周围组织粘连，腹腔吸引出清亮淡黄色脓液约 10ml，腹部切开后脐环不完整。术后诊断为"急性化脓性阑尾炎，肠粘连"。给予药物注射用头孢唑肟（1.5g ivgtt q8h，2021 年 4 月 13 日至 2021 年 4 月 21 日）＋奥硝唑注射液（0.5g ivgtt q12h，2021 年 4 月 13 日至 2021 年 4 月 21 日）共 9 天抗感染治疗。4 月 16 日查血常规提示白细胞计数正常，C 反应蛋白 21.03mg/L。4 月 20 日查血常规提示白细胞计数和 C 反应蛋白均正常。

3. 认定事实与理由

认定事实：病案长期医嘱单记载，2021 年 4 月 13 日 19：31 至 2021 年 4 月 21 日 9：21 使用"注射用头孢唑肟（1.5g ivgtt q8h）"；病案 2021 年 4 月 13 日手术记录记载，术前诊断"腹痛待诊，急性阑尾炎？"，术后诊断"急性化脓性阑尾炎，肠粘连"，实施手术名称"腹腔镜下阑尾切除术"。病理所见：阑尾全段充血水肿，未见脓苔及穿孔，大小约 2cm×6cm，与周围组织粘连，腹腔吸引出清亮淡黄色渗液约 10ml，腹部切开后脐环不完整。

认定理由：该病例术中所见阑尾全段充血水肿，未见脓苔及穿孔，使用注射用头孢唑肟 9 天，注射用头孢唑肟使用疗程过长。且 4 月 16 日血常规白细胞计数已经正常，未停用注射用头孢唑肟，属不合理药品使用。

4. 专家点评意见

根据《中国腹腔感染诊治指南（2019 年版）》推荐：①感染源控制后的轻中度急性化脓性阑尾炎抗感染疗程不应超过 4 天；②重度急性化脓性阑尾炎的抗感染疗程为 7～10 天；③通过监测降钙素原指导急性化脓性阑尾炎的抗感染

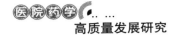

疗程。该患儿行"腹腔镜下阑尾切除术"，术后有使用注射用头孢唑肟和奥硝唑注射液指征，但推荐感染源控制后的轻中度阑尾炎抗感染治疗疗程不应超过4天，该病例术中所见阑尾全段充血水肿，未见脓苔及穿孔，使用注射用头孢唑肟9天，属不合理药品使用（疗程过长）。

（四）判例4：抗菌药物选用（药品遴选）不合理

1. 认定意见

不合理药品使用（替加环素用药依据不足）

2. 基本情况

患者，男，65岁。患者因"脑出血术后"入院治疗。入院诊断：脑出血（术后）、重症肺炎（肺炎克雷伯杆菌）（部分诊断）。出院诊断：脑出血术后、昏迷、重症肺炎（部分诊断）。诊疗经过：患者5月11日入院后一直处于发热状态，最高体温39.3℃、血液检查示降钙素原3.74～4.35ng/ml、嗜酸性粒细胞0.01×10⁹/L、中性粒细胞占比87.1%～88.0%、淋巴细胞0.69×10⁹/L。胸部CT示：双肺多发感染、肺实变。给予头孢西丁2.0g q8h抗感染及其他支持等治疗。5月12日考虑患者重症肺炎，更改抗感染治疗方案为美罗培南2.0g q8h，联合替加环素0.1g q12h静脉泵注治疗，联合其他支持治疗。5月14日，涂片检查细菌＋真菌，找到革兰阳性菌。5月15日，最高体温38.0℃、血液检查示中性粒细胞占比87.6%、中性粒细胞9.6×10⁹/L、淋巴细胞占比8.5%，美罗培南调整为1.0g q8h联合替加环素0.1g q12h静脉泵注抗感染治疗至5月25日。

3. 认定事实与理由

认定事实：病案记载临床诊断为肺部感染，5月12日至5月25日患者使用"替加环素0.1g q12h静脉泵注"14天。

认定理由：替加环素属于特殊使用级抗菌药物，选用无院内病原学培养和药敏试验支持，病程中虽有描述碳青霉烯类耐药肺炎克雷伯菌感染，但未见院外相关培养结果及药敏报告，也未知培养的时间点，仍缺乏明确的使用指征，属选用药品（药品遴选）不合理。

4. 专家点评意见

患者5月11日入院后考虑脑出血术后、肺部感染，头孢西丁2g q8h抗感染1天，考虑感染为碳青霉烯类耐药肺炎克雷伯菌，于5月12日至5月26日，改用替加环素0.1g q12h联合美罗培南2g q8h（自5月15日起美罗培南调整为 1.0g q8h) 14 天。该患者联用替加环素和美罗培南治疗期间，效果不佳，仍有体温反复升高、发热寒战、浅昏迷等临床表现，降钙素原、白细胞计数、中性粒细胞占比升高等，在排除脑出血术后、呼吸机辅助呼吸、昏迷之后可能出现的误吸导致感染指标波动等因素外，应当考虑替加环素选药适宜性。通常经验性用药时长 5~7 天疗效不佳时，应再次行病原学培养，并根据药敏试验结果更换抗菌药物。

（五）判例 5：药品用法用量不适宜

1. 认定意见

不合理药品使用（氟比洛芬酯注射液用法用量不适宜）。

2. 基本情况

患者，男，44 岁，因"摔伤右下肢约 3^+ 小时"于 2021 年 5 月 2 日入院。入院诊断：右胫骨近端粉碎性骨折（平台塌陷）、右腓骨近端粉碎性骨折、右膝关节韧带半月板损伤、右下肢循环障碍、右上肢挫伤、右膝部神经血管损伤。

入院后完善相关检查，2021 年 5 月 2 日至 5 月 12 日使用"氟比洛芬酯注射液 75mg ivgtt bid"。于 2021 年 5 月 13 日在全身麻醉下行右胫骨近端粉碎性骨折切开复位解剖锁定钢板（2 块）螺钉内固定及人工骨植骨。术后复查 X 线片提示右胫骨近端骨折内固定术后表现，骨折端对位对线良好，骨折线可见，内固定器未见异常。术后予以预防感染、改善循环、促进骨修复、指导功能训练、镇痛等对症处理，2021 年 5 月 20 日至 6 月 12 日使用"氟比洛芬酯注射液 75mg ivgtt bid"，2021 年 6 月 17 日办理出院。

3. 认定事实与理由

认定事实：病案诊断胫骨骨折、下肢损伤、下肢骨折、右侧胫腓骨粉碎性骨折。

病案长期医嘱单记载 2021 年 5 月 2 日至 5 月 12 日使用"氟比洛芬酯注射液 75mg ivgtt bid"，患者于 2021 年 5 月 13 日手术，2021 年 5 月 20 日至 6 月 12 日使用"氟比洛芬酯注射液 75mg ivgtt bid"。

认定理由：氟比洛芬酯注射液一般用于术后，每次用量 50mg，必要时重复，应避免长期使用。该患者每次 75mg，每日 2 次，用量与药品说明书不符；本例术前使用 11 天，术后 7 天又开始使用，术后使用 24 天，共使用 35 天，使用疗程过长。

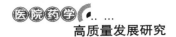

4. 专家点评意见

氟比洛芬酯注射液药品说明书：氟比洛芬酯注射液适应证为术后及癌症的镇痛。通常成人每次静脉给予氟比洛芬酯 50mg，1～2 次/日。一般情况下，本品应在不能口服药物或口服药物效果不理想时应用；不能经口服药的患者如能口服药物时，应停止静脉给药，改为口服给药；本品应避免长期使用。本例的氟比洛芬酯注射液使用量为 75mg，每日 2 次，病历中未阐明加大用量的必要性，用量与说明书不符；该患者医嘱记载入院第 2 天和术后次日均为普通饮食，病历记录中也未记载口服药物的禁忌证，但使用氟比洛芬酯注射液 35 天（术前 11 天、术后 24 天）。《中国骨科手术加速康复围手术期疼痛管理指南》明确推荐创伤患者术前、术后镇痛方案以口服镇痛药物为主，且遵循低剂量、短疗程原则，本例以静脉使用氟比洛芬酯注射液为主要镇痛方式且使用剂量超过药品说明书常规剂量，使用时间长达 1 个月以上，使用时间过长，因此判定药品（氟比洛芬酯注射液）使用不合理。

骨科手术患者围手术期疼痛管理应采用以非甾体类抗炎药为基础的多模式镇痛方案，减少阿片类药物用量，并注意预防和及时处理并发症。有神经病理性疼痛者可联用加巴喷丁或普瑞巴林；如患者存在睡眠障碍、焦虑时，可联用催眠或抗焦虑药物。另外，通过多途径和多种方式进行患者教育，根据患者对信息的接受程度，安排相应的方式进行患者教育，评估患者心理状态，减少患者对创伤或手术的焦虑，指导患者准确评估自身疼痛水平、提出镇痛需求，有助于制定个性化的围手术期镇痛方案。

（六）判例 6：药品适应证与临床诊断不符合

1. 认定意见

不合理药品使用（注射用血栓通适应证与临床诊断不符）。

2. 基本情况

患者，男，66 岁，因"突发吐词不清伴左侧肢体无力 11 小时"于 2021 年 10 月 1 日 22：56 入院。入院诊断：脑血管意外。出院诊断：颈内动脉狭窄性脑梗死，大脑中动脉狭窄，颈内动脉斑块，肾积水伴肾结石，孤立性肺结节，高血压病 2 级（高危），骨质疏松，低钾血症，肾功能不全，高尿酸血症，高同型半胱氨酸血症，痛风性关节炎。

诊疗经过：入院专科情况，神志清楚，言语不清，指令活动正常。双侧瞳孔等大等圆，直径约 3mm，双侧对光反射灵敏。入院查体存在左侧肢体偏瘫，

NIHSS 评分为 9 分，洼田饮水试验阴性。入院急诊头颅 CT 未见脑出血，10月 3 日头颅磁共振示：右侧侧脑室旁、基底节区及额叶新近梗死灶可能性大；双侧侧脑室旁及额叶、顶叶多发缺血灶可能性大。

3. 认定事实与理由

认定事实：病案记载临床诊断为颈内动脉狭窄性脑梗死，大脑中动脉狭窄，颈内动脉斑块，肾积水伴肾结石，孤立性肺结节，高血压病 2 级（高危），骨质疏松，低钾血症，肾功能不全，高尿酸血症，高同型半胱氨酸血症，痛风性关节炎。

病案记载于 2021 年 10 月 2 日至 10 月 14 日使用注射用血栓通。

认定理由：注射用血栓通说明书记载的功能主治为活血祛瘀、通脉活络，用于瘀血阻络、中风偏瘫、胸痹心痛及视网膜中央静脉阻塞症。该患者临床诊断：颈内动脉狭窄性脑梗死，大脑中动脉狭窄，颈内动脉斑块，肾积水伴肾结石，孤立性肺结节，高血压病 2 级（高危），骨质疏松，低钾血症，肾功能不全，高尿酸血症，高同型半胱氨酸血症，痛风性关节炎，无使用注射用血栓通适应证，属药品适应证与临床诊断不符。

4. 专家点评意见

注射用血栓通说明书功能主治明确描述为："活血祛瘀、通脉活络。用于瘀血阻络，中风偏瘫，胸痹心痛及视网膜中央静脉阻塞症。"其含义是，注射用血栓通在中风偏瘫，胸痹心痛及视网膜中央静脉阻塞症的辨病基础上，再辨证为瘀血阻络时，才能达到活血祛瘀、通脉活络的功效。而瘀血阻络在中医定义为：血瘀阻滞经络，以气郁伤脉为主，或以负重为主，常引起气血郁滞，痹阻脉络。《中国脑卒中防治指导规范（2021 年）》《中国急性缺血性脑卒中急诊诊治专家共识》均未推荐在脑梗死急性期使用血栓通进行治疗。相关指南推荐在脑梗死最长时间 4.5 小时内可考虑溶栓治疗，超过该时间缺血性脑梗死可使用双联抗血小板药物。患者诊断为颈内动脉狭窄性脑梗死，大脑中动脉狭窄。综上，该病例使用注射用血栓通属于无适应证用药。注射用血栓通为中药注射剂），其使用应严格遵循《中成药临床应用指导原则》。

（七）判例 7：重复用药

1. 认定意见

不合理药品使用（芪参胶囊和三七通舒胶囊重复用药）。

2. 基本情况

患者，男，91岁，2021年6月8日就诊于中医科门诊。临床诊断：高血压、冠心病、脑梗死、全身关节痛。诊疗经过：予以芪参胶囊、三七通舒胶囊、厄贝沙坦片、依托考昔片治疗。

3. 认定事实与理由

认定事实：处方记载处方诊断为高血压、冠心病、脑梗死、全身关节痛。

处方记载处方用药：厄贝沙坦片75mg po bid、芪参胶囊0.9g po tid、三七通舒胶囊0.2g po tid、依托考昔片60mg po bid。

认定理由：芪参胶囊说明书中适应证为益气活血、化瘀止痛，用于冠心病稳定型劳累型心绞痛Ⅰ、Ⅱ级，中医辨证属气虚血瘀证者，症见胸痛、胸闷、心悸气短、神疲乏力、面色紫暗、舌淡紫色、脉弦而涩。三七通舒胶囊说明书中适应证为活血化瘀，活络通脉，改善脑梗死、脑缺血功能障碍，恢复缺血性脑病代谢异常，抗血小板聚集等。从组方看，芪参胶囊的成分中含有三七，三七通舒胶囊成分为三七三醇皂苷。从功效看，芪参胶囊的功效已包含三七通舒胶囊。芪参胶囊益气活血止痛，三七通舒胶囊活血化瘀。两药合用属重复用药。

4. 专家点评意见

同一患者因为多种疾病经常出现服用两种或两种以上中药汤剂或中成药，个别中药处方的药味、中成药组成成分复杂，很容易出现药味重复使用的现象。此案例患者处方中同时含有芪参胶囊和三七通舒胶囊，三七通舒胶囊成分为三七三醇皂苷，芪参胶囊组方中已包含三七，两药功效相似，且组方为包含关系，属重复用药。重复用药易导致某种药物超量而引起药品不良事件发生。《中成药临床应用指导原则》中联合用药原则指出，多种中成药的联合应用，应遵循药效互补原则及增效减毒原则。功能相同或基本相同的中成药原则上不宜叠加使用。医师同时为患者开具多张中药处方时，应考虑所有中药处方中药味是否有重复，并仔细询问患者有无其他在服中药或中成药，如有成分重复，应采取减少剂量或分开服用等措施，并告知患者。

根据国家中医药管理局2010年发布的《中药处方格式及书写规范》第八条"中药处方应包含中医诊断（包括病名和证型，病名不明确可不写病名）"，当事医师中药饮片处方临床诊断为"虚劳"，"虚劳"为中医病名，病名后应认真填写中医证型，以体现该处方中医理论辨证用药思路。

（陈力　李健　李东川）

第二章 医院药学高质量发展相关指标
解读及应对策略

第一节 全面提升公立医院临床安全合理用药水平

随着医药卫生体制改革的大力推进，国家不断加大对公立医院临床安全合理用药的管控。根据 2019 年《国务院办公厅关于加强三级公立医院绩效考核工作的意见》文件要求，明确了三级公立医院绩效考核指标体系内容，合理用药是其中一项重要考核指标。《国家三级公立医院绩效考核操作手册（2022 年版）》也更新了合理用药考核指标任务。各地方也陆续开展了各项合理用药专项整治活动，旨在规范公立医院医务人员合理用药，遏制药品费用的不合理增长。因此，全面提高临床安全合理用药水平是一项范围广、意义大、专业性强的重要任务，而药费占比高、大处方、辅助用药不合理使用等问题也是管理的难点和重点。提供高质量的医疗服务是三级公立医院的核心任务，合理用药是患者用药安全的重要保障，是医院持续质量改进和药品临床应用管理的重要手段。只有医疗与药学相结合，共建合理用药管理模式，积极推进各项管理措施，从多层面提升公立医院合理用药管理水平，才能逐步实现医院药学的精细化管理，保障患者用药安全。

一、加强处方点评，提高合理用药水平

用药合理与否，关系到治疗的成败。不合理用药不仅影响患者疾病治疗的时效性，还可能造成额外的伤害，增加经济负担，甚至影响患者的生命安全。处方点评是根据国家相关法律法规、循证医学、技术规范、处方书写规范要求、临床用药的适宜性等进行有效性评价，对存在的问题或潜在的不良反应等

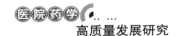

情况进行干预并制定改进措施，促进合理用药水平。处方点评工作是药学人员的常规基础工作，包括门/急诊处方和住院医嘱的点评。门/急诊处方抽样率和住院患者医嘱抽样率都需要满足国家文件要求，门/急诊处方抽样率应≥总处方量的千分之一，每月点评张数≥100 张。住院患者医嘱抽样率≥出院患者病历数量的百分之一，每月点评数量应≥30 份。公立医院不仅要加大处方点评强度，还要结合医院实际情况形成完善的处方点评体系。通过考察点评处方占处方总数的比例，逐步提高处方点评率，进一步规范医师合理用药。考察处方合理性可基于相关法律法规、循证医学证据，结合临床患者实际情况，对处方或医嘱使用药品进行规范性和适宜性评价。考察药品是否有使用指征，品种选择是否合理，给药剂量和给药频次是否适宜，溶媒的种类、剂量、给药途径或滴速是否合适，是否存在配伍禁忌，是否存在药物相互作用等，对发现的问题或存在潜在风险的问题，都需要提出并实施干预措施。处方点评范畴较广，根据《医院处方点评管理规范（试行）》《进一步加强医疗机构重点监控药品使用管理工作的通知》等文件要求，可设立重点监控药物专项点评，包括抗菌药物点评、中药注射剂点评、抗肿瘤药物点评、糖皮质激素点评、质子泵抑制剂点评、血液制品点评及第二类精神药品点评等。

药学部成立处方点评小组，药师主动积极参与处方点评工作，加强处方管理信息化建设，通过合理用药软件智能化开发与应用扩大处方点评覆盖面，同时结合人工点评来深层次地挖掘倾向性不合理用药现象。采用有效的干预和跟踪管理手段，加强职能部门监管体系，对医师不合理用药进行反馈、通报、处罚，将点评结果纳入医师质量考核。加强临床科室专业药学知识培训，加强医、药、护、患之间信息沟通交流与宣讲。通过各部门密切合作，让处方点评工作落到实处，不断提高医师安全合理用药水平。

二、住院患者抗菌药物使用强度指标管控

对于二、三级综合医院及口腔医院，住院患者抗菌药物使用强度一直是公立医院绩效考核及药事管理质量控制等方面管控的重要指标之一，国家卫健委发布《抗菌药物临床应用管理评价指标及要求》，明确表明该指标要求应≤40DDDs。医务人员应掌握住院患者抗菌药物使用强度计算方法，有条件的医院应核对信息系统对公式中分子和分母的统计口径，查看是否与分子"住院患者抗菌药物消耗量（累计 DDD 数）"、分母"同期收治患者人天数"的解释范畴一致。抗菌药物 DDD 值是固定的，抗菌药物 DDD 数是该药消耗的总量与

其 DDD 值的比值，住院患者抗菌药物消耗量指所有抗菌药物 DDD 数之和。但这项指标仅考核住院期间抗菌药物使用情况，出院带药涉及的抗菌药物不包括在内。同期收治患者人天数指同期出院患者人数×平均住院天数。住院患者抗菌药物使用强度是一个综合性的指标。对于患者个体，不建议单纯根据 DDD 数选择抗菌药物，而应结合患者病情和指南来合理使用抗菌药物。

随着地方各级卫生行政管理部门对公立医院绩效考核指标要求的不断提高，对公立医院住院患者抗菌药物使用强度的要求也在不断提高。对于相关部门要求更高的地区，该指标不仅要满足国家的要求（≤40DDDs），还要低于全国平均值和公立医院所在省会的平均值。如何降低住院患者抗菌药物使用强度是医院药事管理的首要任务。医院相关部门对临床科室住院患者抗菌药物使用强度指标制定目标值，定期进行统计并对比分析，查找导致指标升高或超标的因素，采取有针对性的管控措施。加强住院患者抗菌药物使用强度的管控，可从合理用药角度和行政管理角度入手，让指标逐渐降低，符合国家和相关部门的要求。根据公式分析，要降低住院患者抗菌药物使用强度，可增加分母（同期收治患者人天数），或降低分子（住院患者抗菌药物消耗量），但这都需要基于合理用药的角度进行。

从合理用药角度出发，可采取如下措施：①增加同期收治患者人数、周转率等；②严格控制用药指征，明确细菌感染诊断，结合实验室检查和影像学等明确抗感染治疗依据；③根据疾病特点、检查结果，结合药敏报告合理选用抗菌药物品种；④结合患者病情，按照说明书给予合适剂量，非重症感染、非多重耐药患者，尽量考虑说明书中最小有效使用剂量，不可超剂量使用或轻度感染者使用中、重度感染剂量；⑤根据相关指南或专家共识等循证医学，结合患者病情，达到停用抗菌药物指征时，及时停用抗菌药物；⑥根据抗菌药物药理特性合理联用，避免抗菌药物的无指征联用、不必要联用或过多联用；⑦使用日剂量比 DDD 值小得多的抗菌药物品种；⑧注意同种药物不同剂型 DDD 值可能不同；⑨严格把控围手术期预防用药指征、给药时机、给药剂量、预防用药疗程等。

从医院行政管控角度出发，结合处方点评工作，医院相关职能部门和药学部门对不合理用药情况进行定期检查、公示、绩效考核、反馈沟通、培训、督导及跟踪持续改进情况。医院相关部门定期统计各临床科室住院患者抗菌药物使用强度指标，分析对比变化情况，将指标细化，制定各临床科室目标值，对抗菌药物品种进行筛选，剔除不合理品种，限量管理、严格执行抗菌药物分级管理及特殊使用级抗菌药物会诊制度，加强抗菌药物使用前微生物送检率等一

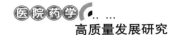

系列管控措施，进一步加强对抗菌药物使用的监督管理力度。每年多次组织医务人员进行抗菌药物合理应用相关培训，加强临床医师合理使用抗菌药物的意识和重视程度，按照安全、有效、经济、合理的用药原则使用抗菌药物，促进抗菌药物的合理使用，有效控制细菌耐药，从而促进医疗服务质量与医疗安全。

三、门诊患者基本药物处方占比

实施国家基本药物制度是深化医疗卫生行业体制改革的重点工作之一。公立医院应提升门诊患者基本药物处方占比，相关部门结合科室情况设置合理的基本药物使用指标，基本药物使用金额比例及处方比例应当逐年提高。计算公式：门诊患者基本药物处方占比＝门诊使用基本药物人次数/同期门诊诊疗总人次数×100％。公式中分子按人次数统计，同一门诊患者一次挂号就诊开具的处方中只要含有一种及以上基本药物，按1人次统计，且不包括急诊患者和健康体检者；分母仅以门诊挂号数统计，不包括急诊患者、健康体检者及未开具药物处方者。统计的基本药物不包括药物溶媒使用的氯化钠、葡萄糖等溶液。提高门诊患者基本药物处方占比，可从促进医务人员积极使用基本药物和合理使用基本药物两方面入手。医疗机构可参照当地用药特点及国际经验，合理确定品种（剂型）和数量。医院完善基本药物使用制度，加强临床医师合理使用基本药物的培训，走出对基本药物的误区，如基本药物不等于低效药物，也不等于不安全药物，满足临床治疗并不是药品品种越多越好。对基本药物进行处方点评，与各科室综合目标考核挂钩，使处方的规范性和用药合理性逐步提高。定期分析全院基本药物使用情况，对未达标的科室进行深度分析，找出原因后采取一系列针对性管控措施，加大对医师进行基本药物使用培训力度，加强医师的重视程度。

四、住院患者基本药物使用率

住院患者基本药物使用率＝出院患者使用基本药物总人次数/同期出院总人次数×100％。该指标分子按人次数统计，同一出院患者在一次住院期间的医嘱中只要含有一种及以上基本药物，按1人次统计。该项指标的要求是逐渐提高，采取的管控措施可参考"门诊患者基本药物处方占比"。

五、基本药物采购品种数占比

鼓励公立医院配备足够基本药物，调整并优化基本药物目录，制定基本药物使用目标量，临床科室优先选用基本药物。医院相关部门通过加强基本药物的合理使用、制度考核、优化药品处方集等措施，提升基本药物使用占比，优化和规范基本药物使用结构。基本药物采购品种占比＝医院采购基本药物品种数/医院同期采购药物品种总数×100％，该指标应逐步提高。医疗机构应加强用药目录遴选、采购和使用的全流程管理，对基本药物进行专项点评，对发现的问题持续改进，将合理用药考核结果纳入绩效考核中，不断提高合理用药水平。

六、国家组织药品集中采购中标药品使用比例

药品采购政策属于药品价格和费用控制措施的一种，与国家医药产业现状、价格管理与医保支付政策、仿制药替代管理密切相关。国家组织药品集中采购中标药品使用比例＝中标药品用量/同期药品用量×100％。国家集中采购政策能显著降低药品费用，减轻患者药费负担。据相关文献报道，国家集中采购药品中标药品的使用量，尤其是在基层医疗卫生机构，较国家集中采购之前有大幅度提高。加强考核结果运用旨在根据考核发现问题，继而督促医疗机构持续改进工作，不断提高合理用药水平。

（何金汗　陈力　李燕）

第二节　公立医院门诊和住院次均费用增幅

公立医院是新医改的重点，次均费用是新医改成效的综合体现，公立医院的次均费用是反映新医改效果的代表性指标之一。随着各种医疗保障制度的不断发展和优化，比如药品"零加成"和"药事服务费"等多项政策的落实，医疗费用的快速增长得到控制。但医疗费用构成复杂，公立医院门诊和住院次均费用仍呈上涨趋势，给患者和家庭带来了沉重的经济负担。次均费用增长趋势与医疗技术的快速发展、医疗保险管理模式、医保支付方式、医师规范的医疗行为和主动控费方式等息息相关。

《国家三级公立医院考核操作手册（2022年版）》提出门诊和住院患者次均费用增幅属于费用控制指标，要求逐步降低，也就是当年与上一年度的次均费用差值占上一年度次均费用的百分比值呈现下降趋势。控制公立医院门诊和住院患者次均费用的快速增长或不合理增长，称为控费，目的是降低医疗费用，控制过度医疗，减轻人民群众医药负担。公立医院应思考如何合理地控费，具体措施如下。

一、建立合理用药管控模式

自从公立医院全面实行药品"零加成"后，药品销售收入减少，部分医师可能会通过其他途径增加患者的用药费用，如开具"大处方""长处方"，造成个别医师出现处方药品费用排名靠前、住院患者药品费用排名靠前等现象，个别科室出现药品费用占比不达标、门诊和住院次均药品费用居高不下等情况，这不仅会增加患者的经济负担，还会增加不合理用药的潜在风险，甚至会增加患者服药后不良反应发生风险。

促进公立医院合理用药，控制药品费用的不合理增长，保障患者用药安全，这无疑是一项重点任务。建立医院合理用药管控模式，是健全公立医院管理制度的重要内容。通过建立健全配套管理制度，细化管控指标，科学合理地制定重点监控药品目录，实施分级管理制度，在信息系统方面进行精准分析与事前干预。在以往人工开展处方点评工作的基础上，合理引入用药软件，借助信息化手段助力药师开展处方前置审核工作。落实工作责任，发挥临床药师专业技术优势，协助临床科室主任管理临床科室药物的合理应用，重点审核处方合法性、规范性及适宜性，对不规范、不适宜及超常处方，及时与当事医师沟通并督促修改。对开具不合理处方的医师，医院行政职能部门应对其进行相应的绩效扣罚，情节严重者需联合纪检部门约谈。医院合理用药管控措施能有效避免和减少"大处方"，可更合理地降低医院药品费用占比，让门诊和住院次均费用增幅得到有效控制。医院通过加强临床合理用药，不断提高医师合理用药水平，三级公立医院绩效考核的合理用药指标将会越来越好，从而保障患者用药的安全性、有效性、经济性和合理性。

二、建立健全公立医院医保控费机制

近几年，医保患者的住院次均费用呈现上升趋势，即使患者在住院期间接受过度医疗，依然可享受医保福利；经济运营模式、医师的医疗行为意识等都可能导致医师对医保患者的入院指征把控不严格，存在过度检查、治疗及不合理用药等违规行为。因此，需要政府部门通过调整医疗资源和服务供给结构等手段，建立健全住院患者医保控费机制，加大对公立医院的经费和疾病防治等健康方面的财政投入力度。

三、形成医院医保控费考核体系

规范医师的医疗行为非常重要，将医师的绩效分配与过度医疗、不合理用药等挂钩，从行政方面改善医师在医保方面的控费观念和意识。公立医院做好医疗费用管控工作，首先应优化医务人员的绩效分配方案，建立健全临床科室控费考核体系，制定临床科室年度考核目标，定期统计、分析并汇总各科室的实际费用控制情况，及时在全院范围内公布，反馈到各临床科室。其次在医保部门监管下，公立医院需要不断加强对临床医师医疗行为的监管力度，通过深入临床进行有效的监督指导、合理用药检查、绩效考核等方式，纠正医师过度医疗、不合理用药等医疗行为，从而充分发挥医院对医师健康医疗行为的监管作用。

四、完善 DRGs/DIP 医保支付控费方式

DRGs/DIP 医保支付控费方式颠覆了以往按项目结算的传统收费方式，对医院的收入、医院内部管理、患者的满意度及医院信息化等产生影响。优化医院的费用结构非常重要。医保对临床科室每个病种制定相应支付标准，医师在收治患者入组前结合临床路径预估需要的最大限度医疗费用，如果超出该限度就会发生亏损。为了减少亏损，医院调整并优化医疗费用结构，限制医师不合理用药与过度检查等行为，减少不必要的药品与耗材等资源浪费，从而实现控制不合理费用增长的目标。

DRGs/DIP 的核心理念是以一个完整的诊疗病例或一个病组来实施打包支付，体现了医保基金的价值购买和医保支付改革的行为导向，将医保支付从过去以项目数量为主的付费方式调整为以价值导向为主的病种或病组的打包付费，将对医疗行为中的各方产生巨大影响。目前，DRGs/DIP 已经成为许多国家进行医保支付方式改革的主流选择。DRGs/DIP 医保支付方式改革均以实现医、保、患三方共赢为目标，提高医保基金使用绩效，不断提升医保科学化、

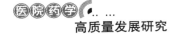

精细化、规范化管理服务水平，保证医保基金安全可持续；发挥经济杠杆的作用，调节卫生资源配置总规模、结构，引导医疗机构管控成本，推进医疗费用和医疗质量"双控制"。

在不断探索实践的基础上，形成一种有效的控费工具，应用到公立医院控费管理中。面对公立医院绩效考核的全面推行，现有的医院与收入挂钩的绩效方案及内部绩效考核方案需要进行大调整，施行效能积分法绩效管理模式，实行积分制，构建符合医疗行业特点的多维度绩效考核指标框架体系，充分调动医务人员的积极性，实现医院发展的可持续性。DRGs/DIP 不仅要关注成本核算与临床路径，更应该关注医疗服务能力提升，需要对 DRGs/DIP 病种疑难风险程度进行绩效评价，为学科建设及病种结构调整提供决策参考依据。调整绩效重点，是将成本管理的结果和绩效考核挂钩，考核患者实际治疗成本与 DRGs/DIP 付费标准的差距。

（何金汗　王雪彦　董鉴霞）

第三节　医疗服务收入占公立医院医疗收入的比例

《国务院办公厅关于推动公立医院高质量发展的意见》（国办发〔2021〕18 号）要求，稳妥有序试点探索医疗服务价格优化。建立灵敏有序的价格动态调整机制，定期开展调价评估，达到启动条件的要稳妥有序调整医疗服务价格，理顺比价关系，支持公立医院优化收入结构，提高医疗服务收入占医疗收入的比例。

根据《国家三级公立医院考核操作手册（2022 年版）》，医疗收入包含了公立医院所有医疗相关的收入，包括药品、耗材及检查检验等收入。医疗服务收入是与医疗服务相关的收入，如挂号、诊察、手术、药学服务及护理等收入，但不包括药品、耗材及检查检验等收入。医疗服务收入占比逐步升高，足以体现国家对医疗服务的重视程度。医疗服务收入占比的提高，说明药品占比、材料占比及检查检验占比总体降低，从侧面反映医疗服务价格的合理性。综上可以理解为：医疗收入＝医疗服务收入＋药械收入＋耗材收入＋检查收入等。如果总收入不变或略增，那么医疗服务收入增加，意味着其他收入要下降，近几年最典型的就是药品收入的下降。公立医院应当不断提高医疗技术，充分发挥医疗技术的重要价值。要想让公立医院医疗服务收入占比提升，主要途径如下。

一、提升医疗服务能力

医疗服务收入基础来自医疗服务项目，公立医院要提高医疗服务收入占比，就需要在拓展医疗服务项目上下功夫。医务人员的医疗技术含金量决定着医疗的真实价值，能充分体现医疗服务工作者出色的职业判断、娴熟的技能及高超的技艺。提高医务人员运营管理理念，各科室宣传并普及医疗服务收费价格明细表，研究分析科室医疗服务能力，通过绩效激励开展新项目及高技术、高风险的医疗服务项目，提升医疗服务收入占比。

二、加强合理用药

药品实行"零加成"后，医院销售药品不再有药品利益产生，医院不再存在"以药养医"的现象。坚持合理用药，严查"大处方"等事件的发生，不仅可以降低患者经济负担，还能通过多种途径进行合理用药管控，降低医院销售无利润药品的资金占用情况。

三、加强学科建设

学科建设是提高医疗服务收入占比的保证。应对 DRGs/DIP 付费改革，公立医院应不断加强学科建设，评估医师的工作效率和医疗质量，实现科室间发展的联动效应，促进医院整体医疗水平的提升。因此，医院要重点突出定位学科建设战略，创新学科建设机制，通过 DRGs/DIP 完善学科绩效评价机制，通过绩效激励学科建设，为提升医疗服务收入占比打下良好基础。通过丰富的医疗资源和较高的医疗技术吸引更多的患者前来就医，提高医院的整体经济效益。

四、调整医院病种结构

病种结构调整是收入结构调整的核心。因此要通过 DRGs/DIP，了解医院各科室疾病特点，分析病种结构，找出医疗服务收入较高的优势病种，分析医疗服务收入较低的病种，加大绩效引导力度，更有效地提升医疗服务收入

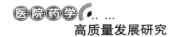

占比。

五、完善医院绩效管理

公立医院以绩效管理来推动医院的运行发展，完善考核指标和管理模式，以医院发展战略为目标，以学科建设和人才培养为导向，建立完整、高效的医院绩效管理体系，形成医院诊疗特色学科。将医院的绩效管理与医院的发展目标融为一体，不断提升医院专业化运营管理能力，强化公立医院公益属性。

六、推动医疗服务模式创新

加快推广多学科诊疗、日间手术、无痛诊疗等模式，完善院前医疗急救网络，提升急救效率与能力。推动脑梗死、慢性肾衰竭等重大疑难疾病临床协作试点，强化医疗机构药学服务管理，开设合理用药咨询或药物治疗管理门诊，推进公立医院总药师制度落实落细。采取公立医院健康教育活动、义诊、科普等方式扩大影响力，秉承"以患者为中心"的专业理念，以实际行动推动医疗服务发展。

七、促进互联网信息化建设

充分发挥大数据信息时代的优势，开拓智慧医院信息化建设，加强互联网医疗服务规范管理，让患者足不出户就能体验优质的医疗服务。互联网信息化建设是特殊时期重要的后备方案，也是医疗服务未来发展的重要方向之一，共享处方平台可以实现公立医院处方信息与药品零售消费信息互联互通。对于病情稳定或慢性病患者实行互联网医院就诊、线上看病取药的服务模式，缓解线下就诊的"看病难"压力，改善就医体验，从而提升医疗服务满意度。

因此，医疗服务收入占比指标被纳入公立医院绩效考核指标，加上受DRGs/DIP付费影响，不仅需要重视医院的国家考核成绩，还需要更加重视发挥内部绩效考核作用，加大医疗服务收入项目激励，促使医院医疗服务能力提升。

（何金汗　王雪彦　李建）

第四节 《"十四五"中医药发展规划》相关指标解读

2022 年 3 月 3 日，国务院办公厅印发《"十四五"中医药发展规划》（以下简称《规划》），《规划》指出规划背景，提出总体要求，明确指导思想、基本原则、发展目标，制定主要任务，要求强化组织措施。《规划》统筹考虑了医疗、教育、科研、产业、文化、国际合作等中医药发展的重点领域，提出了 10 个方面的重点任务，设置 15 项具体发展指标和 11 项工作专栏。

《规划》首次明确了 2020 年至 2025 年中医药的发展目标，从服务体系、人才建设、传承创新、产业质量、弘扬文化、开放发展和治理水平等 7 个维度着手提升，以增强中医药健康服务能力，完善其高质量发展的政策和体系。《规划》中提出的 15 项主要发展指标及其要求见表 2-1。

表 2-1 主要发展指标及其要求

主要发展指标	2020 年	2025 年	指标性质	提升幅度（%）
中医医疗机构数（万个）	7.23	9.50	预期性	31.40
中医医院数（万个）	5482	6300	预期性	14.92
每千人口公立中医医院床位数（张）	0.68	0.85	预期性	25.00
每千人口中医类别执业（助理）医师数（人）	0.48	0.62	预期性	29.17
每千人口中医类别全科医生数（人）	0.66	0.79	预期性	19.70
二级以上公立中医医院中医类别执业（助理）医师比例（%）	51.58	60	预期性	8.42
二级以上中医医院设置康复（医学）科的比例（%）	59.43	70	预期性	10.57
三级公立中医医院和中西医结合医院（不含中医专科医院）设置发热门诊的比例	—	100	约束性	—
二级以上公立中医医院设置老年病科的比例（%）	36.57	60	预期性	23.43
县办中医医疗机构（医院、门诊部、诊所）覆盖率（%）	85.86	100	预期性	14.14
公立综合医院中医床位数（万张）	6.75	8.43	预期性	24.89

主要发展指标	2020 年	2025 年	指标性质	提升幅度（%）
二级以上公立综合医院设置中医临床科室的比例（%）	86.75	90	预期性	3.25
二级妇幼保健院设置中医临床科室的比例（%）	43.56	70	预期性	26.44
社区卫生服务中心和乡镇卫生院设置中医馆的比例（%）	81.29	力争到2022年全部设置	预期性	18.71
公民中医药健康文化素养水平（%）	20.69	25	预期性	4.31

注：中医医疗机构包括中医医院（含中西医结合医院、少数民族医医院）、中医门诊部（含中西医结合门诊部、少数民族医门诊部）、中医诊所（含中西医结合诊所、少数民族医诊所）。二级以上公立中医医院中医类别执业（助理）医师比例统计范围不含中西医结合医院和少数民族医医院。

《规划》中设定的 15 项主要发展指标，对中医药发展目标的 7 个维度进行了量化和阐释，反映了坚持以人民为中心、坚持遵循发展规律、坚持深化改革创新和坚持统筹协调推进等中医药发展的 4 项基本原则，充分体现了当前及未来若干年内对中医药高质量发展的要求。这些指标并不是简单字面意义的数据增长，而是为 10 个方面的主要任务提供指导、依据和基础。这 10 个方面主要任务是：①建设优质高效中医药服务体系。②提升中医药健康服务能力。③建设高素质中医药人才队伍。④建设高水平中医药传承保护与科技创新体系。⑤推动中药产业高质量发展。⑥发展中医药健康服务业。⑦推动中医药文化繁荣发展。⑧加快中医药开放发展。⑨深化中医药领域改革。⑩强化中医药发展支撑保障。15 个主要发展指标与 10 个方面主要任务相结合，充分发挥中医药的传统优势，早日实现预期目标。

把"建设优质高效中医药服务体系"作为规划的核心任务，是中医药发展的"根基"。《规划》设置了中医医疗机构数、公立综合医院中医床位数、县办中医医疗机构（医院、门诊部、诊所）覆盖率等 10 个指标，体现出中医医疗服务体系规模和人均资源拥有量、中西医协同推进的发展格局，为实现中医药服务在基层的全覆盖奠定基础。

把"提升中医药健康服务能力"作为规划的重要任务，进一步发挥了中医药的特色优势。《规划》设置了 4 个指标，反映出以人民为中心的根本发展要求，显现了中医药在未来参与新发、突发传染病和公共卫生事件应急处置中具有不可或缺的地位。

在 15 项主要指标中,与增加中医药服务供给有关的指标占 14 项,充分体现了中医药服务的重要性。明确巩固基层中医药工作的重要性,通过采取基层中医药服务能力提升工程、完善基层人才培养引进激励机制、创建基层中医药工作示范单位等措施,使各地方百姓能够充分享受到质优价廉的中医药服务。

建设一支规模宏大、结构合理、素质优良的创新人才队伍是关键。把建设高素质中医药人才队伍纳入规划的主要任务之一,目的在于提升中医药发展的连贯性和持续性。《规划》设置了 4 个指标,其中 3 个指标要求增长超过19%,充分体现了建设特色人才队伍的决心和实现中西医结合的信心。

"推动中医药文化繁荣发展",为中华民族伟大复兴提供强大动力。指标中专门提到"公民中医药健康文化素养水平",通过中医药文化建设,使中医药与中华民族的优秀传统更加紧密地结合,以一种润物细无声的方式,使中医药更加深入人民的生活和习惯中去,搭建更加广阔的中医药发展人文基础。而这个任务从指标数据看,仍然有非常广阔的发展和进步空间。

"建设高水平中医药传承保护与科技创新体系",专注于传承与创新的统一、重点攻关与成果转化;"推动中药产业高质量发展"涉及资源、生产、管理、发展、监管的全面发展;"发展中医药健康服务业"关注养生保健、老年健康、健康旅游、健康产品;"加快中医药开放发展"落点在"开放发展",合作中心、基地、平台的建设和走出去的愿景;"深化中医药领域改革"从管理制度入手,一直延伸到中医药综合领域的改革;"强化中医药发展支撑保障"强调了信息化、法治建设等方面的重要性。以上这些任务与指标中的硬件、规模、人才、专业、发展相关项都有密切联系。

《"十四五"中医药发展规划》是中华人民共和国成立以来,首次由国务院办公厅印发的中医药行业五年发展规划,构建于世界百年未有之大变局之上。《规划》明确提出了 15 项主要发展指标与 10 个方面的主要任务,着力于解决当前中国乃至全球国际形势下,人民与社会对中医药的需求与中医药发展不平衡不充分之间的矛盾。这标志着中医药发展作为一项重要战略载入历史进程。

(赵小琳 黄亚 李健)

第三章　医院高质量发展与医院等级评审

医院等级评审是以科学、客观、准确的标准，促进制度化、规范化、标准化的医院管理，从而保证医疗质量与安全，促进医疗服务工作持续改进，以满足人民群众的医疗需求。在《三级综合医院评审标准（2011 年版）》（以下简称 2011 版标准）公布实施的 9 年里，评审标准持续渗透，各地医疗机构加强评审标准管理，规范评审行为，引导医院自我管理及健康可持续发展。2020年 12 月，国家卫健委发布《三级医院评审标准（2020 年版）》（以下简称 2020版标准），在前一版评审标准的基础上进行修订、调整，使之能够充分发挥医院评审工作在深化医药卫生体制改革、健全医院现代化管理、促进医院高质量发展中的导向和激励作用，助力医疗机构分级诊疗体系的构建与发展，提升医院分级管理的标准化、科学化、规范化水平。2020 版标准在充分融合国家政策、医改要求的基础上，侧重于医疗机构信息化建设，旨在构建"日常监测、客观指标、现场检查、定性与定量相结合"的评审工作模式，以促进新时期医院高质量发展。以等级评审为契机、以评审标准为蓝本，不断深化医院药学内涵建设，构建明确、清晰的药事质量与控制指标体系，通过数据指标监测的信息化，提升药事管理效能，为医院药学的高质量发展夯实基础。

第一节　国家医院高质量发展背景

一、国家政策层面

《中华人民共和国国民经济和社会发展第十三个五年规划纲要》指出，2016 年至 2020 年，我国社会经济仍要将坚持发展作为第一要务，强调要以提高发展质量和发展效益作为工作中心，积极推进健康中国建设，并首次将"健康中国"提升为国家战略。自 2017 年起，国务院办公厅先后印发的《关于建立现代医院管理制度的指导意见》和《关于加强三级公立医院绩效考核工作的意见》，为推进健康中国建设指明了方向，强调积极推动和贯彻实施"健康中国"发展战略，需要进一步强化公立医院的"领头羊"作用、引导公立医院深化落实功能定位、不断完善和强化公立医院管理水平和管理能力，持续提高医疗机构服务效率和服务质量，为人民群众提供更高质量的医疗服务。

《中华人民共和国国民经济和社会发展第十四个五年规划纲要和 2035 年远景目标纲要》要求，要将推动高质量发展作为新阶段的发展主题，强调全面推进健康中国建设必须以新发展阶段为立足点，认真贯彻新发展理念，积极构建新发展格局。要坚持基本医疗卫生事业公益属性，以提高医疗质量和效率为导向，以公立医疗机构为主体，深化医药卫生体制改革。2021 年，国务院办公厅发布的《关于推动公立医院高质量发展的意见》也要求坚持以人民健康为中心，加强公立医院主体地位，从构建新体系、引领新趋势、提升新效能、激活新动力、建设新文化等方面推动医院高质量发展。

近些年密集出台的一系列政策文件，在构筑深化公立医院改革的制度体系的同时，也彰显了公立医院高质量发展的必要性和紧迫性。

二、社会需求层面

过去几十年间，我国公立医院的发展是以规模扩张为特点的数量上的发展，公立医院规模越来越大，总床位数翻了几番，但是优质医疗服务的供需矛盾却依然没有得到有效改善。人民群众迫切地希望家门口的医院能够提供更多、更快、更廉、更优的医疗服务，以解决"看不上病、看不起病、看不好病"的难题。近年来随着网络信息化的高速发展，"互联网＋"医疗如雨后春笋般涌现，公立医院的互联网医院也随处可见。此外，社保、医保的全面普及和各种形式商业保险的兴起，基本实现了病有所医、医有所保。尽管人民群众"看不上病、看不起病"的问题基本得到了解决，但距离"看得好病"还有着较大差距。加之老龄化社会的到来、慢性病和肿瘤患者的快速增加，以及社会整体服务水平的提升，使得人民群众对医疗服务提出了更高的要求，客观上呼吁公立医院要转向高质量发展。

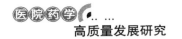

三、医院自身层面

公立医院发展是医药卫生系统发展的重要体现，是国家发展的重要分支。国家发展战略的调整一定会改变公立医院的外部环境，推动公立医院做出类似的调整。实际上，自 2009 年启动新医改以来，公立医院的外部环境已经发生重大变化，推动公立医院规模扩张的药品加成等政策被逐步叫停，药品耗材集中招标带量采购的开展、近年来以质量为导向的公立医院绩效考核的推进，以及按病种组合支付（DRGs/DIP）的推行等，都在倒逼公立医院提质增效，进行精细化管理。引导公立医院高质量发展的外部环境正在形成，公立医院必须走高质量发展道路才能应对外部环境变化及重大突发事件的冲击。公立医院走高质量发展道路是顺应时代的内在要求。

（何金汗　黄勤　李东川）

第二节　医院等级评审标准的变迁

我国医院评审开始于 20 世纪 70 年代，其以时间为节点，经历了 3 个主要阶段：第一周期评审阶段——20 世纪 70 年代末至 90 年代；探索阶段——20 世纪 90 年代末至 2011 年；第二周期评审阶段——2011 年至今。我国医院等级评审的标准随着医疗机构发展与规范而逐步完善，现就我国医院等级评审标准的变迁进行简要介绍。

1987 年 11 月，"全国文明医院建设"研讨会在浙江宁波召开，会议讨论认为，标准、规范、常规地开展"文明医院"评比，有利于促进各地医院向前发展，评比科学化的方法则是将评比标准向医院评审延伸。第一次评审工作会议对首个中国医院评审标准的制定进行了部署、分工，第二次评审工作会议即确定了中国"医院分级管理"和"医院评审标准"的基本框架和原则。1988 年，医院评审草案在第三次评审工作会议上形成。1989 年，第四次评审工作会议确定重点部署试点、验证标准可行性和摸索实施方法。各单位在同年 8 月的医政工作会议上进行了试点经验交流，并完成了医院评审标准审议。同年 11 月，《关于实施医院分级管理的通知》《综合医院分级管理标准（试行草案）》发布，我国首个医院等级评审的标准方案诞生。至 1992 年底，先后有

28 个省、自治区、直辖市成立省级医院评审委员会，并出台各省级医院分级管理与医院评审实施细则，确定了医院评审和审批权限。经过 20 世纪 80 年代末到 90 年代初的实践，医院等级评审在理论、方法、专业队伍建设方面基本形成体系，规范条件基本成熟。20 世纪 90 年代初，《医疗机构管理条例实施细则》《医疗机构设置规划指导原则》等系列相关配套文件相继颁布实施。至此，医疗机构评审制度的法律地位得以明确。

1998 年后，受医疗机构改革、市场竞争、卫生政策等因素影响，公立医院在经营、管理方面受到多方冲击。在硬件设施不断加强的同时，医院在管理及医疗质量安全等方面的问题逐渐暴露。以此为背景，卫生部着手研究、制订更符合中国国情的医疗机构评价方案。2002 年起广泛征求各级医院意见和不断讨论修改，3 年后推出《医院管理评价指南（试行）》。随后各省市依据该项制度对原医院评价方案进行调整，并开展本地区医疗机构的科学指导、评价、检查与监督。后经过 3 年实施与总结，对原指南不断进行修订、调整。2008 年 5 月，《医院管理评价指南（2008 年版）》正式发布，"以患者为中心，以提高医疗服务质量"为主题的医院管理年活动在全国广泛推广开来，促进了新版指南的落实执行。

2009 年，《关于深化医药卫生体制改革的意见》发布；2011 年 4 月，卫生部发布了 2011 版标准，相关十余部二级及专科医院评审标准、医院等级评审实施细则陆续出台；同年 9 月，卫生部印发了《医院评审暂行办法》，该办法的颁布昭示着新一轮评审工作正式开始。各地医疗机构掀起"争级上等"的热潮，由于区域卫生规划混乱、各级各类医院定位不清、一味追求"评优""上甲"，一时间医院评审工作乱象丛生。为及时遏制医院评审乱象，2012 年 6 月《关于规范医院评审工作的通知》印发，要求暂停医院等级评审工作，并由各省级卫生行政部门对已评及新增的三级医院评审结果进行复审，报国家卫生行政部门核准后公示。通过行政复审的方式，医院等级评审乱象被遏制，降低了医疗机构盲目扩张遗留的危害，敦促各地行政机构加强区域规划及定位发展。

2017 年 12 月，国家卫计委取消了行政复审流程，更改为备案管理，由省级卫生行政部门参照 2011 版标准继续开展辖区内医疗机构的等级评审工作。

时隔 9 年，2020 年 12 月，2020 版标准发布，2011 版标准及相关专科医院的评审标准废止，综合医疗机构与和专科医疗机构评审标准首次实现统一。相较于旧版而言，新版标准更加简洁明了，覆盖面更宽更广；突出数据说话，强调加强医院信息化建设；主观评审内容被削弱，强调客观评审；减少医院突击迎检行为，重视日常质量管理和绩效。医院评审形式向日常监测、客观指

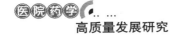

标、现场检查、定性与定量相结合的评审工作模式转变。此外，新版标准强调医院要加强信息化建设，靠数据说话将会是未来评审的主流方向。相信在新版标准规范下，定能推动医院管理向规范化、精细化、科学化发展。

（陈力　黄勤　李东川）

第三节　医院等级评审中部分药学相关条款

一、按照《国家基本药物临床应用指南》和《国家基本药物处方集》及医疗机构药品使用管理有关规定，规范医师处方行为，优先合理使用基本药物

（一）标准解读

1．概述

《国家基本药物临床应用指南》和《国家处方集》及医院制定相关的药品使用管理规定，推进国家基本药物制度，指导医务人员合理使用基本药物。其中强调用"标准"规范医师行为，用"流程"推动优先使用。医疗机构应严格按照相关法律法规及医疗机构药品使用管理规定，规范医师处方行为，优先合理使用基本药物。

2．细则

（1）医疗机构应贯彻落实《国家基本药物临床应用指南》和《国家基本药物处方集》，建立医院优先使用国家基本药物的相关规定及监督体系。

（2）医疗机构制定医院《药品处方集》与《基本用药供应目录》，其中应优先纳入《国家基本药物目录》中的品种，有相应的采购、库存量。

（3）享有基本医疗服务对象使用国家基本药物（门诊、住院）的比例符合省级卫生健康行政部门的规定。

（4）科室对医师使用国家基本药物情况有自查；主管部门定期对使用国家基本药物情况有检查、分析、反馈；持续改进有成效，国家基本药物在医院能够优先合理使用。

（二）资料支撑

医院应根据《国家基本药物临床应用指南》和《国家处方集》，制定相应的各类疾病或各类药物的临床应用指南或《医院处方集》等指导医师用药行为的参考书或者电子版手册，或是嵌入医院信息系统的合理用药软件，规范和约束医师处方行为。

（1）医院应对全院有基本药物使用的相关培训记录，医师能在手册或电脑上快速查阅同类药物中的基本药物作为优选。医院信息系统中对基本药物的提示要明确，医师能在开具处方时知晓是否开具了基本药物，以及开具的非基本药物是否有基本药物可替代。

（2）临床科室对基本药物的使用现状及有无考核指标。

（3）医院明确管理的职能部门与人员的相关文件。

（4）院领导定期听取职能部门工作汇报的记录。

（5）职能部门的工作记录、检查总结与通报（每季度1次）。

（6）每季度国家基本药物使用统计表。

（7）职能部门每半年对国家基本药物使用情况分析总结报告，对存在问题提出整改意见，并形成整改效果评估报告。

（8）《药品处方集》。

（9）《基本用药供应目录》、药品品种、品规清单、供应商（药品生产企业）名单（可以是电子版）。

（三）相关应知应会与现场检查要点

（1）医院有明确的文件和制度，体现落实《国家基本药物临床应用指南》和《国家基本药物处方集》的规定、监督体系。

（2）医疗机构制定医院《药品处方集》与《基本用药供应目录》，其中应优先纳入《国家基本药物目录》中的品种，有相应的采购、库存量。有材料说明国家基本药物在医院优先合理使用（现场核查列入《医院用药目录》的国家基本药物品种占全部药物品种≥90％；核查医院入库药物登记本、出库药物登记本、国家基本药物月出库量占当月药品总出库量是否≥30％）。

（3）主管部门有明确的台账，说明在指定时间区间内医疗机构内门诊患者使用国家基本药物的比例、住院患者使用国家基本药物的比例。

（4）临床科室按医院相关规定开展自查工作，并有定期的分析与总结。

（5）主管部门定期对全院国家基本药物使用情况进行检查，汇总数据后进

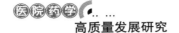

行定期的分析与反馈，并提出持续整改的意见与建议。

（6）访谈医师及药师：对基本药物的概念了解，对国家政策的颁布、医院对应的制度实施情况、各类用药标准是否熟悉，抽查一类药物（如口服头孢类药物）中哪些是基本药物。

（7）现场检查医院是否有基本药物培训记录，有无配备各类药物的合理用药标准，医院信息系统有无对基本药物的优先提示，是否有基本药物的指标考核及处方点评。

二、建立抗菌药物分级管理制度

严格按照《抗菌药物临床应用管理办法》等有关规定，建立抗菌药物遴选、采购、处方、调剂、临床应用和药物评价的管理制度和具体操作流程，确定抗菌药物分级管理目录、医师抗菌药物处方权限和医师会诊权限，并定期调整。

（一）标准解读

1. 概述

在《抗菌药物临床应用管理办法》指导下，结合实际情况制定抗菌药物临床应用和管理实施细则，对抗菌药物使用实施分级管理。建立医院的抗菌药物管理制度和流程，建立抗菌药物分级管理制度，根据省级卫生行政部门要求定期调整抗菌药物分级管理目录。

2. 细则

（1）有抗菌药物临床应用和管理实施细则及抗菌药物分级管理制度，有抗菌药物临床应用的管理、监测与评价制度，有评价标准。

（2）建立本院抗菌药物的遴选、采购管理制度、操作流程和目录。抗菌药物采购目录向卫生健康行政部门备案。有临床采购《基本用药供应目录》及目录外抗菌药物的管理制度和程序，并落实执行。

（3）确定抗菌药物分级管理目录、医师抗菌药物处方权限和医师会诊权限，并定期调整。有围手术期预防性应用抗菌药物管理制度，全院各类手术及围术期预防性应用抗菌药物管理措施落实到位，重点关注Ⅰ类切口手术的预防用药。

（4）参加省、市或全国抗菌药物临床应用监测网和细菌耐药监测网。

（5）主管部门对全院各类手术及围手术期抗菌药物临床应用情况有检查、分析、反馈。有细菌耐药预警和通报机制，对监测结果有评价分析，对不合理用药有检查、干预和改进措施。

（6）有检验、院感、药学三方联合完成的细菌耐药情况分析与对策报告，至少每半年1次。

（7）药学部门对抗菌药物使用管理指标达标情况及处方点评结果有检查、分析、反馈。

（8）相关部门对抗菌药物分级管理和使用情况进行全程联合监管。

（9）有明确的特殊使用级抗菌药物临床应用程序。开展抗菌药物追踪评价、用药指标均达到相关规定。

（二）资料支撑

（1）医院成立抗菌药物管理组织机构（包含岗位职责）的文件与实施方案。

（2）抗菌药物临床应用和管理实施细则。

（3）抗菌药物分级管理制度，是否提及抗菌药物分级以及非限制级、限制级、特殊级的开具要求，对于特殊级抗菌药物开具是否有会诊流程，是否明确会诊医师名单。

（4）抗菌药物临床应用管理制度与评价标准。

（5）抗菌药物的遴选、采购管理制度，抗菌药物临时采购流程及记录。

（6）抗菌药物的遴选与采购操作流程（目录）。

（7）临床采购《基本用药供应目录》目录外抗菌药物制度与程序。

（8）抗菌药物分级管理目录。

（9）医师抗菌药物处方权限与会诊权限。

（10）具有特殊管理抗菌药物临床使用处方权医师名单，医务部、院感科对抗菌药物的培训、考核记录及授权的红头文件。

（11）围手术期预防性应用抗菌药物管理制度（管理办法、使用监控方案）。

（12）检验、院感、药学三方联合完成的细菌耐药情况分析与对策报告（每半年1次）

（13）特殊使用级抗菌药物临床应用程序。

（14）外科系统围手术期抗菌药物使用情况监测报告（每月1次）。

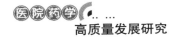

（三）相关应知应会与现场检查要点

（1）医院制定的抗菌药物采购目录向卫生健康行政部门备案的材料。

（2）有实例说明临床采购《基本用药供应目录》目录外抗菌药物管理制度与程序。

（3）主管部门根据管理规定授予各级医生抗菌药物处方权限和会诊权限，并定期调整。查看医院提供的具有特殊管理抗菌药物临床使用处方权医师名单，核查特殊管理抗菌药物临床应用干预办法的落实情况，使用特殊管理的抗菌药物权限符合率100%。抽取一定时间段的住院病历，核查抗菌药物住院患者微生物样本送检率是否≥30%。

（4）临床科室严格执行各类手术及围术期预防性应用抗菌药物管理措施，主管部门落实动态监管，关注Ⅰ类切口手术的预防用药，定期进行检查、分析总结与反馈。

（5）参加省、市或全国抗菌药物临床应用监测网和细菌耐药监测网，有完善的数据上报工作机制。

（6）抽查检验、院感、药学三方联合完成的细菌耐药情况分析与对策报告（每半年1次）。报告内容应包括细菌耐药预警和通报机制、对监测结果的评价分析、对不合理用药的检查情况及干预和改进措施。

（7）查看医院感染管理部门对手术室各项感染预防措施落实情况的检查记录。

（8）药学部门对抗菌药物使用管理指标达标情况及处方点评结果开展检查分析，对抗菌药物使用进行追踪评价，用药指标达到相关规定。

（9）医院提供案例说明，相关部门对抗菌药物分级管理和使用应进行全程联合监管，对存在问题进行反馈并实施监控和干预。

（10）医院提供案例说明，医院将抗菌药物合理应用情况作为院、科两级综合目标考核的重要指标，并纳入科室和个人绩效管理的内容。

（11）访谈医师及药师：对抗菌药物的分级管理是否清楚，对特殊级抗菌药物使用流程是否清楚。

（12）使用不同级别医师账号登录医院信息系统开具各级抗菌药物，了解抗菌药物处方权限的执行情况。

（13）检查3～5份使用了特殊级抗菌药物的案例，查看使用流程是否合理。

（14）调取1个月的特殊级抗菌药物使用清单，核对病原学送检情况，是否达到 80% 送检率。

（15）查看抗菌药物培训、考核记录，医师未得满分的扣分点是否清晰，抗菌药物分级授权文件是否覆盖完全，有医师晋升级别时是否及时调整授权级别。

三、建立药品不良反应、药品损害事件和医疗器械不良事件监测报告制度，定期评估相关事件并及时反馈临床，按照国家有关规定向相关部门报告

（一）标准解读

1. 概述

医疗机构应建立药品不良反应、药品损害事件和医疗器械不良事件监测报告制度，定期评估相关事件并及时反馈临床，按照国家有关规定向相关部门报告。

2. 细则

（1）有药品不良反应、药品损害事件报告制度和处置流程。

（2）有医疗器械使用安全监测和安全事件报告相关制度与流程，并落实药学部及医学装备部（设备科）分别负责两个制度的执行，需有流程及记录可查。

（3）评估相关事件并及时反馈临床，定期（至少每季度 1 次）对全院不良事件进行汇总及通报。

（4）药品不良反应、药品损害事件按照国家有关规定向相关部门报告，掌握药品不良事件、医疗器械不良事件网络平台的上报流程、账号等。

（5）制定药品（含医院制剂）召回管理制度；召回药品，妥善保存，保留原始记录。

（6）有针对患者用药召回的处置预案与流程。

（7）主管部门对药品召回管理工作有检查与监管，药品召回管理规范，持续改进有成效。

（8）有调配质量问题和严重不良反应报告相关规定，药学部对临床出现的输液质量问题和患者应用输液后的严重不良反应有分析报告。

（二）资料支撑

（1）药品不良反应报告制度与处置流程。

（2）药品损害事件报告制度与处置流程。

（3）医疗器械使用安全监测和不良事件报告相关制度与流程。

（4）药品（含医院制剂）召回管理制度。

（5）患者用药召回的处置预案与流程。

（6）调配质量问题和严重不良反应报告管理制度。

（7）访谈医师、护士、药师。了解其对于临床药品相关不良事件的判断，药品质量问题、药害事件、药品不良反应的区别及处置流程区别。医护人员对药品不良事件通报的知晓情况。

（8）临床现场检查时，询问医护人员发生药品不良反应后的上报流程（纸质版或医院信息系统），并了解该门诊或病区是否发生过药品损害事件，如何避免再次发生。

（9）查看医疗不良事件记录中是否有药品损害事件发生，有无整改措施，整改后是否传达到相应的医护人员。

（三）相关应知应会与现场检查要点

（1）现场访谈临床科室医护人员，了解其对药品不良反应与药品损害事件报告相关规定的知晓度，抽查临床科室原始报告记录单。

（2）医院提供案例说明医疗器械使用安全监测和不良事件报告情况。

（3）主管部门定期评估相关事件并及时反馈临床。

（4）临床科室按照规定向相关部门报告药品不良反应、药品损害事件。药学部对临床出现的输液质量问题和患者应用输液后的严重不良反应有分析报告；查看医院提供的药品不良反应、用药错误和药品损害事件监测报告，追踪医院主要领导是否高度重视监测报告，并提出具体的改进意见；统计评审年度内药品不良反应、用药错误和药品损害事件发生率逐年下降。

（5）医院提供案例说明召回药品的流程，对召回药品妥善保存，保留原始记录；主管部门对药品召回管理工作开展定期地检查与监管。

（6）有实例显示按规定报告药品调配质量问题和严重不良反应。

四、开展日间化疗服务应当明确规定日间化疗服务适用范围，集中配置化疗药物，有安全管理制度及质量保证措施（不具备病房、药物配送等日间化疗相关条件的医院可选）

（一）标准解读

开设日间化疗病房或病区，可以提供日间化疗服务且流程合理。可以由静配中心集中配置化疗药物，不具备静配中心的医院应该在治疗室独立区域及负压生物安全柜中配置化疗药物。具有化疗药物管理相关制度，包括配置流程、化疗药物破损或暴露后的应急预案、患者化疗过程中不良事件的处置流程等。暂存、配置化疗药物区域有环境及设施设备保障。

（二）资料支撑

（1）化疗药物管理相关制度，包括配置流程、化疗药物破损或暴露后的应急预案、患者化疗过程中不良事件的处置流程等。

（2）环境监测及温湿度登记要求。

（3）生物安全柜操作规范，设备使用及检查登记。

（三）相关应知应会与现场检查要点

（1）访谈病区医务人员。访谈内容包括药品的开具配送流程，高警示药品是否经过患者传递；患者化疗过程中出现不良事件的应急处理流程。

（2）访谈化疗药物配置人员。访谈内容包括是否有准入培训，配置人员是否相对固定；生物安全柜操作现场演示。

（3）检查药品是否有实物多于账存情况，尤其是输液是否有备用基数，是否按照基数药品表领用及交接管理。

（4）检查生物安全柜使用登记，生物安全柜定期检查记录。环境温湿度逐日登记，温湿度计定期强检。

（5）化疗药物破损暴露急救箱，包括目录设计的合理性及内部物资是否过期。

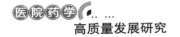

五、医院药事管理工作和药学部门设置以及人员配备符合国家相关法律、法规及规章制度的要求；建立与完善医院药事管理组织，完善药事管理与临床药学服务各项规章制度并组织实施

（一）标准解读

医院药事管理工作由医院药事管理委员会（以下简称药事会）牵头，具体由药学部门（药剂科）实施。药事会下设相应的管理小组，包括处方点评小组、抗菌药物管理小组、药品不良反应监测工作小组等。药事会架构应由院长或分管院长作为主任委员，医务部、药学部门（药剂科）主任为副主任委员，各个临床科室主任为委员。药学部门（药剂科）应设置药品库房、门诊药房、急诊药房、住院药房、临床药学室、制剂室（可选）、静配中心（可选）、中药房（可选）。药学部门（药剂科）主任应该由药学专业高级职称人员担任。药学人员数量配置合理，人员职称结构合理。有完善的医院层面的药事管理制度，也有药学部门（药剂科）内部管理制度及岗位职责。所有制度均有流程、有执行、有记录。

（二）资料支撑

（1）医院药事管理制度，包括组织架构、人员职责等。一年不少于4次会议记录，每次会议应有但不限于处方点评通报、药品不良反应通报、抗菌药物指标通报等内容。国家最新的药事管理法规实施后能及时更新管理制度并通过药事会落实，如抗菌药物分级管理、集采政策下的药品目录更新。

（2）药学部门（药剂科）管理制度，包括药品购入、储存、转运、调剂、盘点、效期管理等。

（3）药学部门人员花名册，包括所有的职称证明及健康证明。

（4）临床药师各项工作内容记录材料，包括但不限于医嘱审核、患者用药教育、药历书写等。

（三）相关应知应会与现场检查要点

（1）访谈药事会成员，了解其是否知晓前一年的药事会会议内容，对最近一次的药事会决议是否清楚。

（2）检查专家提前一天拿到医院近半年的药品采购清单，查看是否有超一品两规情况，同一品种是否有多家公司配送情况，如果存在上述情况，是否有药事会决议。

（3）有无临时采购药品，流程是否符合制度。

（4）从处方点评通报中找到问题处方医师进行访谈，其是否了解合理用药标准以及通报后的措施。

六、加强药品管理，规范药品遴选、采购、储存、调剂，建立全流程监测系统，保障药品质量和供应

（一）标准解读

医院药事管理制度或者药学部门（药剂科）管理制度中，有药品遴选、采购、储存、调剂相应的管理制度或管理要求，有流程或者标准操作流程（standard operating procedure，SOP）。所有环节均可溯源，在医院信息系统中能体现监管功能。药品有相应的质量保证制度，包括但不限于养护制度、盘点制度、效期管理制度、报损制度等。为了保障药品的供应和适宜的库存，各部门的药品周转率符合要求，各部门所有药品均有上下限管理。

（二）资料支撑

（1）管理制度覆盖药品遴选、采购、储存、调剂工作，根据制度有相应的操作记录可查。

（2）药品养护制度、盘点制度、效期管理制度、报损制度对应的各种记录。

（3）每季度或者每半年有药品库房及调剂部门药品周转率的检查记录。

（4）各部门药品上下限的设置管理流程。

（三）相关应知应会与现场检查要点

（1）现场访谈调剂部门人员对于药品的质量管理制度是否熟悉。

（2）现场检查药品尤其是麻醉药品和精神药品，进行溯源。

（3）现场检查药品库存是否符合上下限管理，如果没有设置上下限，是否有过量库存情况。

（4）现场检查效期药品管理，尤其是冷藏药品及拆零药品的效期管理。

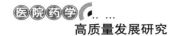

七、实施临床药师制，积极参与临床药物治疗，促进合理用药，拓展药学服务范围。加强临床药师队伍建设和培训，提高临床药学服务能力和水平

（一）标准解读

临床药师制的内涵是指医院有成套的临床药师管理制度规范临床药师行为。有制度规范及推动临床药师参与临床药物治疗，促进合理用药，拓展药学服务范围。医院有临床药师的培养计划和执行，临床药师人数符合等级医院评审要求的床位比。临床药师开展各种临床药学服务工作有汇总统计并逐年上升，重点体现质与量的提升。

（二）资料支撑

（1）临床药师管理制度及执行情况。

（2）临床药师人员花名册，包括各类资格证书、培训或进修证书。

（3）临床药师工作原始记录及汇总统计。

（三）相关应知应会与现场检查要点

（1）访谈临床药师，访谈内容包括其对医院临床药师管理制度的熟悉程度。

（2）查看1~2个专科临床药师的工作记录，了解临床药师的日常工作及临床医务人员反馈。

（3）查看临床药学服务工作汇总，临床药学服务工作内容及范围是否逐年增加，体现量变到质变。如是否参加疑难病例讨论，是否参与临床路径工作，是否开设药学门诊等。

八、按照有关法律法规、部门规章及临床用药指南和标准，加强抗菌药物、麻醉药品和精神药品、毒性药品、放射性药品、抗肿瘤药物、激素类药物、重点监控药物、基本药物、中药注射剂临床应用规范化管理

（一）标准解读

对于这几类药品，有些有国家临床用药指导原则，有些有国家出台的指南和标准，在没有国家临床用药指导原则、指南及标准的情况下，医院应制定本院的合理用药规范。有药事会或医务部牵头的培训记录，并有处方点评小组定期对这些类别药品进行专项处方点评。

（二）资料支撑

（1）医院有包含但不限于以上类别药品的合理用药规范。
（2）医院有这些类别药品的合理用药规范的培训记录。
（3）医院有这些类别药品的专项处方点评记录。

（三）相关应知应会与现场检查要点

（1）访谈专科医师，如肿瘤科医师是否知晓本院的抗肿瘤药物合理用药规范，是否有培训。
（2）现场检查各类药物合理用药规范的培训记录。
（3）现场检查各类药物的专项处方点评记录，并有相应的整改提高。

九、依照《处方管理办法》等有关规定，规范开展处方审核和处方点评，并持续改进

（一）标准解读

1. 概述
医疗机构应规范开展处方审核和处方点评，并持续改进。

2. 细则
（1）依据《处方管理办法》的相关规定，药师及以上资质人员承担处方或

医嘱的审核工作，对不规范处方和用药不适宜处方进行有效干预，及时与医师沟通。

（2）药师应当对处方各项内容进行逐一审核。有相关信息系统辅助药师开展处方审核，提供必要的信息，如电子处方及医学相关检查检验、现病史、既往史、用药史、过敏史等电子病历信息。

（3）主管部门对处方审核、不合理处方干预管理情况有检查与监管。定期对处方审核质量开展监测与评价，包括对信息系统审核的处方进行抽查，发现问题及时改进。

（4）制定医院处方点评制度及实施细则，处方点评组织健全，责任明确，对不合理用药进行干预。每月定期对门诊处方、急诊处方和出院病历进行点评。

（5）有特定药物或特定疾病的药物使用情况专项点评，每年至少开展 4项。有重点监控药物处方审核和处方点评制度，有处方点评结果公示、反馈及运用，对用药不合理问题突出的品种，有积极有效措施整改。

（6）有超说明书用药管理的规定与程序。

（7）主管部门定期发布处方点评指标与点评结果，通报超常预警情况；点评结果纳入医院质量考核评价。

（8）处方开具规范，临床用药规范合理，有运用信息化手段进行处方点评和数据分析。

（二）资料支撑

（1）合理用药管理办法。

（2）处方点评制度及实施细则。

（3）超说明书用药管理的规定与程序。

（4）处方审核调配制度与流程。

（5）重点监控处方审核和处方点评制度。

（6）医院药事管理制度中设置处方点评工作小组。处方点评制度中应该有相应的工作流程，处方点评工作小组的报告应该由相应的专家组审核后，由药事会或医务部发布通报，而不是将报告直接发给临床医师。

（7）处方审核制度，前置处方审核规则能嵌入医院信息系统，前置处方审核规则与处方点评规则一致，在处方点评中发现需要调整的问题后能及时修改前置处方审核规则。

（三）相关应知应会与现场检查要点

（1）查看医院制定的执业医师处方权授予规定、程序及已授予处方权的人员名单，抽查医师签名或专用签章式样的留样。

（2）实地查看承担处方或医嘱的审核工作人员资质，药师是否对处方各项内容进行逐一审核。

（3）有实例说明对不规范处方、用药不适宜处方未进行有效干预和沟通。

（4）实地查看使用信息系统辅助药师开展处方审核。

（5）查看药学部每月处方与病历、医嘱点评记录、点评报告，定期对药师审核处方、用药医嘱的质量进行评价总结，定期对处方调剂流程、核对准确性进行检查的资料。

（6）查看主管部门对处方审核、不合理处方干预管理情况，包括检查与监管、监测与评价、定期分析总结。核查对于不合格处方的医师，是否将处方质量检查的结果与医师考核挂钩。

（7）药学部门对特定药物或特定疾病的药物使用情况进行专项点评，每年至少开展4次。查看医疗机构重点监控药物处方审核和处方点评制度；有实例展示处方点评结果公示、反馈及运用，对用药不合理问题突出的品种，有积极有效的措施进行整改。

（8）主管部门定期发布处方点评指标与点评结果，通报超常预警情况；将点评结果纳入医院质量考核评价。

（9）访谈处方点评工作小组成员，访谈内容包括其是否了解合理用药规则、对处方点评报告到处方点评通报的流程是否清楚、对合理用药规则调整的流程是否熟悉。

（10）如果有前置处方审核系统，现场开具问题处方，查看前置处方审核系统是否能够拦截。

十、建立药物监测和警戒制度，观察用药过程，监测用药效果，按规定报告药物不良反应并反馈临床，不良反应情况应记入病历

（一）标准解读

建立药物监测及药物警戒制度，包括但不限于药品不良反应内容。该制度要求临床药师在临床工作时应观察用药过程，并监测用药效果，尤其是新进院

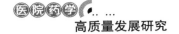

药品或上级行政主管部门要求重点监控的药品，定期反馈，作为遴选和淘汰药品的依据。对于出现的药品不良事件、不良反应要及时上报，并定期汇总反馈给临床，不良反应情况需记载于病历的每日病程中。

（二）资料支撑

（1）药物监测及药物警戒制度、流程、记录。

（2）对近期新进药品有无使用监测和反馈记录。

（3）药品不良事件、不良反应上报记录，通报记录。

（三）相关应知应会与现场检查要点

（1）访谈临床药师，访谈内容包括其是否了解药物监测及药物警戒。

（2）现场检查医院对在院药品及新进药品有无使用监测及反馈记录。

（3）查阅1~2份药品不良反应上报的患者信息，调取该患者病历，查看病程中是否同步记录药品不良反应及处置情况。

十一、中医诊疗科室设置应当符合《综合医院中医临床科室基本标准》等文件的要求，所设置的中药房与中药煎药室应当符合相关法律法规的要求

（一）标准解读

1. 概述

中药房设置应参照《医院中药饮片管理规范》，由药学部门主管、中药房主任或相关部门负责人具体负责。直接从事中药饮片技术工作的应当是中药学专业技术人员。三级医院应至少配备一名副主任中药师以上的专业技术人员。负责中药饮片验收工作的，在二级以上医院应当是具有中级以上专业技术职称和饮片鉴别经验的人员。中药饮片调剂室应当有与调剂量相适应的面积，配备通风、调温、调湿、防潮、防虫、防鼠、除尘设施，工作场地、操作台面应当保持清洁卫生。医院应当定期对中药饮片调剂质量进行抽查并记录检查结果。中药饮片调配，每剂重量误差应当在±5%以内。

《医疗机构中药煎药室管理规范》要求中药煎药室应当由药剂部门统一管理。药剂部门应有专人负责中药煎药室的组织协调和管理工作。医院开展中药饮片煎煮服务，应当有与之相适应的场地及设备，卫生状况良好，具有通风、

调温、冷藏等设施。医院应当建立健全并严格执行中药饮片煎煮的工作制度、操作规程和质量控制措施。中药饮片煎煮液的包装材料和容器应当无毒、卫生、不易破损并符合有关规定。中药煎药室的中药饮片煎煮工作应当由中药学专业技术人员负责，煎药人员应当经过中药煎药相关知识和技能培训且考核合格后方可从事中药煎药工作。

2. 细则

（1）中医科为医院的一级临床科室、设立中医门诊。

（2）中医科科主任具有中医类别的任职资格。中医师具备中医类别任职资格。

（3）根据医院规模和临床需要，设置规范的中药房与中药煎药室。

（4）有中药质量管理的相关制度，对采购、验收、储存、调剂、煎煮等环节实行质量控制。

（5）中药煎药室的设施与设备、人员要求、煎药操作方法和管理等符合相关规定。

（6）主管部门定期对中药房与中药煎药室工作进行检查与监管。

（二）资料支撑

（1）医院设置中医科的文件、组织机构图。

（2）中医科科室人员花名册与资质文书。

（3）中医科护理人员培训资料。

（4）中医门诊布局平面图。

（5）中药治疗管理制度（其中明确中药各环节质量控制的具体措施）。

（6）中药煎药室工作制度。

（7）医院中药房与中药煎药室的平面图（如中药煎药室实行外包服务，查看服务外包合同）。

（8）各种量器、设施设备的定期检查记录。

（三）相关应知应会与现场检查要点

（1）查看中医科科室负责人的资质证书，中医科科主任具有中医类别副主任医师任职资格，从事中医临床专业≥10年。

（2）中药房与中药煎药室现场设置规范性满足《综合医院中医临床科室基本标准》《医疗机构中药煎药室管理规范》的相关要求。中医门诊独立设置，中医门诊净使用面积不少于90㎡。

（3）查阅主管部门的定期检查与监管记录。

（4）医院提供案例说明医院发挥中医特色，鼓励、支持门诊诊疗工作中采用中医药诊疗方法，其比例呈不断上升趋势。

（5）现场检查中药煎药室工作流程及操作是否符合制度要求。

（6）现场检查中药饮片或中药颗粒剂的存储摆放及效期。

十二、评审前置条款中的药学相关条款

国家发布的 2020 版标准第一部分为前置要求，共设 3 节 25 条评审前置条款。参加等级评审的医院如在评审周期内发生一项及以上的情形，将延期一年评审；在延期期间取消原等次，按照"未定等"管理。评审前置条款设置的目的在于进一步发挥医院等级评审工作在推动落实相关法律法规制度及改革政策中的杠杆作用。在地方执行过程中，要求地方标准只能增加不能减少。《四川省三级医院评审标准实施细则（2021 年版）》中，评审前置条款部分在参照国家标准的 25 条基础上，结合四川省医疗机构实际情况新增 5 条，分别如下。

第一节依法设置与执业第四条："违反《中华人民共和国药品管理法》《医疗器械监督管理条例》，违法违规采购或使用药品、设备、器械、耗材开展诊疗活动，造成严重后果；未经许可配置使用需要准入审批的大型医用设备。"

第一节依法设置与执业第十一条："违反《麻醉药品和精神药品管理条例》《易制毒化学品管理条例》《处方管理办法》，违规购买、储存、调剂、开具、登记、销毁麻醉药品和第一类精神药品，使用未取得处方权的人员和被取消处方权的医生开具处方，造成严重后果。"

第二节公益性责任和行风诚信第二条："应当执行而未执行国家基本药物制度和分级诊疗政策。"

评审前置条款中涉及药事管理的相关条款如下："违反《中华人民共和国药品管理法》《医疗器械监督管理条例》，违法违规采购或使用药品、设备、器械、耗材开展诊疗活动，造成严重后果；未经许可配置使用需要准入审批的大型医用设备。"本条涉及药品采购与使用，参考依据为《中华人民共和国药品管理法》。现行的《中华人民共和国药品管理法》为 2019 年 8 月 26 日修订通过，自 2019 年 12 月 1 日开始施行。涉及医疗机构药品采购与使用的为第六章"医疗机构药事管理"，其内容涵盖了药学专业技术人员的资质、药品购进的检查验收、药品的储存、医疗机构合理用药、药品调剂时的核对制度的执行、医疗机构制剂的管理规范等内容。

　　"违反《麻醉药品和精神药品管理条例》《易制毒化学品管理条例》《处方管理办法》，违规购买、储存、调剂、开具、登记、销毁麻醉药品和第一类精神药品，使用未取得处方权的人员和被取消处方权的医生开具处方，造成严重后果。"本条涉及麻醉药品、第一类精神药品的购买、储存、调剂、处方、登记、销毁等流程，参考依据来源于《麻醉药品和精神药品管理条例》《易制毒化学品管理条例》《处方管理办法》等。根据要求，麻醉药品及第一类精神药品从采购、储存、调剂、处方、销毁等流程都有严格规定，对于违反任一流程造成严重后果的，都将承担严肃的法律责任。医疗机构的麻醉药品、精神药品管理中，药学部门作为储存、调剂单位，承担着非常重大的责任。如果未严格遵照相关法律法规进行管理而导致药物非法流出的，不论是医疗机构、药学部门、医师、药师，都将承受相应的法律责任。以福建泉州某医院为例，某赖姓医师在明知林某为吸毒人员的情况下，以牟利为目的，将精神药品"阿普唑仑"贩卖给林某，被警方当场查获。经审理，法院以贩卖毒品罪判处赖某有期徒刑 6 个月并处罚金 1000 元。该案例暴露出医疗机构对麻醉药品和精神药品应用管理的缺陷，很可能导致医疗机构在评审中被该项条款一票否决。

（李燕　王雪彦　邹敏）

第四节　医院等级评审中药事管理条款的变迁

　　医院等级评审标准作为医院管理的"风向标"，对于指导医院高质量发展有重要价值，自 2011 版标准发布以来，各地的医疗机构纷纷落实医院评审标准。2020 版标准的落地，标志着新时期医院评审原则的再更新。对比旧版评审标准，新版标准在融合国家政策及新医改要求的基础上，更注重信息化手段利用，构建出"日常监测、客观指标、现场检查、定性与定量相结合"的评审工作模式。2020 版评审标准的总体框架、评审条款数量较 2011 版有较大调整，包括前置条款的新增、定量指标条款的强化、现场检查条款的整合与简化。现就两版标准中药事管理相关条款进行详细对比。

一、两版评审标准的药事管理相关条款数量

　　2020 版标准设有 3 大部分，共 9 章 101 节，448 条标准，其中药学相关的

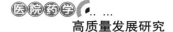

条款共 8 章 12 节，44 条。2011 版标准共设置 7 章 73 节，378 条标准，其中现场检查条款共计 67 节，342 条，636 款，详细对比见表 3—1。

表 3—1　两版标准中药学相关条款的数量对比

对比项目	章		节		条	
	2020 版	2011 版	2020 版	2011 版	2020 版	2011 版
2020 版第一部分为新增	1	—	2	—	3	—
2020 版第二部分/2011 版第七章	4	1	4	2	28	5
2020 版第三部分/2011 版第一至第六章	3	3	6	15	13	43

二、现场检查条款对比

总体上看，2020 版标准的现场检查部分有较大幅度的压缩，从 2011 版标准的 6 章 66 节 354 条"缩减"到 3 章 24 节 183 条。从现场检查内容上看，整体进行了简化，从大方向上给予概括性要求，各省份实际执行过程中，需要将每条标准根据评审细则进行细化。以四川省卫健委发布的《四川省三级医院评审标准实施细则（2021 年版）》为例，第一百一十条"实施临床药师制，积极参与临床药物治疗……"条款下分为 5 条评分细则，包括建立临床药师制度、开设开展药学查房及药学门诊、开展临床科室及患者对临床药师的满意度调查等，相比于国家标准而言，内容更为详细，现场操作性更强。

（一）基本药物制度及执行情况

2020 版标准要求确保医生优先选择基本药物，具体实施细则包括制定相关规定、审查医生基本药物使用情况，并进行分析、反馈。2011 版标准的第 1.2.5 条款与第 4.1.5.4 条款同样有相关要求，并要求医疗机构建立相应监督考评机制。在此基础上，对医院药品目录的基本药物品种占比、门诊及住院患者的基本药物使用率也有相应要求。总体而言，2020 版标准中的基本药物相关条款对现场检查要求有所简化，对于评审专家或备查医疗机构来说都更易掌握和完成。详细细则对比见表 3—2。

表3-2 2020版标准与2011版标准现场检查部分中药学相关条款对比

以2020版标准为对照	2020版 条款编号	2020版 具体内容	条款内容对比 条款编号	2011版 具体内容
第一章 医院功能与任务	第（六）条	按照《国家基本药物临床应用指南》和《中国国家处方集》及医疗机构药品使用管理有关规定，规范医师处方行为，优先合理使用基本药物	1.2.5	按照《国家基本药物临床应用指南》《国家基本药物处方集》及医疗机构药品使用管理有关规定，规范医师处方行为，确保基本药物的优先合理使用
			4.15.4	医师、药师按照《国家基本药物临床应用指南》《国家基本药物处方集》，优先合理使用基本药物，并有相应监督考评机制
第二章 临床服务质量与安全管理	第（十三）条	各业务科室成立本科室医疗质量工作小组，人员组成和职责符合《医疗质量管理办法》要求	4.1.2	有医院质量管理委员会组织体系，包括医院质量与安全管理委员会、医疗质量安全管理委员会、伦理委员会、药事管理委员会、医院感染管理委员会、输血管理委员会、病案管理委员会、护理质量管理委员会等。定期研究医疗质量管理相关问题，记录质量管理活动过程，为院长决策提供支持
			4.15.1	医院药事管理工作和药学部门设置以及人员配备符合国家相关法律、法规及规章制度的要求，建立与完善医院药事管理组织
	第（十四）条	建立健全医疗质量管理人员培训和考核制度，充分发挥专业人员在医疗质量管理工作中的作用	4.15.8	科主任与具备资质的质量控制人员组成的质量与安全管理团队，能用质量与安全管理核心制度、岗位职责与质量安全指标，落实全面质量管理与改进；定期通报医院安全性与抗菌药物耐药性监测的结果

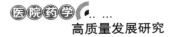

续表

条款内容对比

以2020版标准为对照		2020版		2011版	
		条款编号	具体内容	条款编号	具体内容
	第（三十六）条		建立查对制度。医院查对制度应当涵盖患者身份识别、临床诊疗行为、设备设施运行和医疗环境安全等方面。医疗器械、设施、药品、标本等对要求按照国家有关规定和标准执行	4.15.3.5	药师应按照《处方管理办法》对处方进行适宜性审核、调配发药，对临床不合理用药进行有效干预。医院有可行的监督管理机制与措施
第二章临床服务质量与安全管理	第（四十四）条		建立抗菌药物分级管理制度。严格按照《抗菌药物临床应用管理办法》等有关规定，建立本院抗菌药物遴选、采购、处方、调剂、临床应用和药物评价的管理制度和具体操作流程，确定抗菌药物分级管理目录，医师抗菌药物处方权限分级管理权限，医师会诊权限，并定期调整	4.5.2.3	规范使用与管理抗菌药物
				4.15.5	医师、药师、护理人员按照《抗菌药物临床应用指导原则》等要求，合理使用药物，并有监督机制
				4.6.5	手术预防性抗菌药物应用的选择与使用时机符合规范
	第（六十八）条		建立药品不良反应、药品损害事件和医疗器械不良事件监测报告制度，定期评估相关事件并及时反馈临床，按照国家有关规定向相关部门报告	4.15.6	有药物安全性监测管理制度，观察用药过程，监测用药效果，按规定报告药物严重不良反应，并将不良反应应记录在病历之中
	第（九十八）条		开展日间化疗服务应当明确规定日间化疗服务适用范围、集中配置化疗药物，有安全管理制度及质量保证措施	4.15.2.8	有肠外营养液和危害静脉用药的调配规定

续表

条款内容对比

以2020版标准为对照	2020版		2011版	
	条款编号	具体内容	条款编号	具体内容
	第（一百零八）条	医院药事管理工作和药学部门设置以及人员配备符合国家相关法律、法规及规章制度的要求；建立与完善医院药事管理与临床药学服务各项规章制度并组织实施	4.15.1	医院药事管理工作和药学部门设置以及人员配备符合国家相关法律、法规及规章制度的要求，建立与完善医院药事管理组织
	第（一百零九）条	加强药品管理，规范药品遴选、采购、储存、调剂，建立全流程监测系统，保障药品质量和供应。静脉药物调配中心和调配工作符合有关规定	4.15.2	加强药剂管理、规范采购、储存、调剂、有效控制药品质量、保障药品供应
第二章 临床服务质量与安全管理	第（一百一十）条	实施临床药物治疗，积极参与临床药物治疗、促进合理用药，拓展药学服务范围。加强临床药师队伍建设和培训，提高临床药学服务能力和水平	4.15.7	配备临床药师，参与临床药物治疗、提供用药咨询服务，促进合理用药
	第（一百一十一）条	按照有关法律法规、部门规章及临床用药指南和标准、加强抗菌药品和精神药品、毒性药品、放射药品、抗肿瘤药物、激素类药物、重点监控药物、基本药物、中药注射剂临床应用规范化管理	3.5.1	对高浓度电解质，易混淆（听似、看似）的药品有严格的贮存要求，并严格执行麻醉药品、精神药品、放射性药品、医疗用毒性药品及药品类易制毒化学品等特殊管理药品的使用和管理规章制度

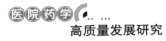

高质量发展研究

续表

条款内容对比

以2020版标准为对照	2020版		条款编号	2011版	
	条款编号	具体内容		具体内容	
	第（一百一十二）条	依照《处方管理办法》等有关规定，规范开展处方审核和处方点评，并持续改进	4.15.3	执行《处方管理办法》，开展处方点评，促进合理用药	
第二章临床服务质量管理安全管理	第（一百一十三）条	建立药物监测和警戒制度，监测用药效果，按规定报告药物不良反应并反馈临床、不良反应应记入病历	4.15.6	有药物安全性监测管理制度，监测用药过程、观察用药效果，监测用药效果，并将不良反应应记录在病历之中	
	第（一百三十二）条	中医诊疗科室设置应当符合《综合医院中医临床科室基本标准》等文件的要求，所设置的中药房与中药煎药室应当符合相关法律法规的要求	4.11.3	医院根据医疗资源情况设置中药煎药室，当符合卫生部《医院中药房基本标准》《医疗机构中药煎药室管理规范》等法规的要求	

（二）药事质量管理体系的建设及相关指标

2020 版标准现场检查部分的第十三条、第十四条详细阐述了科室医疗质量管理体系建设要求、人员组成、工作职责，及相关培训及考核制度的要求，包括建立科室质量管理小组并制订相应工作计划、留存相应工作记录、对小组成员建立培训计划及开展培训等。2011 版标准 4.1.2 条款中，要求以药事管理与药物治疗学委员会（以下简称为药事管理委员会）为医疗机构药事管理工作主要单位，对人员组成构架、工作职责作出了专门规定，同时要求工作期间保留相关的工作记录，如会议记录、日程等内容。整体而言，2020 版标准的内容对医疗质量管理小组成员的管理技能、管理能力更加重视。从人员培训要求上看，对于医院及下属科室医疗质量安全的管理要求，一改过去粗放的管理模式，要求从管理学的专业知识、科室数据管理及统计分析上加强，随之则是以数据结果为导向的、更加客观的质量管理评价。

（三）医疗查对制度管理

2020 版标准现场检查部分的第三十六条将药品查对要求与诊疗流程中的患者查对、医疗器械及设施、标本等全部统一纳入医疗机构查对制度，明确不同类型的查对对象应"按照国家有关规定和标准执行"。2011 版标准 4.15.3.5 项下 C 等条款第 3 条，对药品查对要求更为明确——"调剂处方流程合理，按有关规定做到'四查十对'。调剂过程有第二人核对，独立值班时双签字核对"。可见 2020 版标准弱化对传统窗口药品调剂工作的现场检查要求，而以制度检查作为替代。

（四）抗菌药物管理的相关规定

2020 版标准现场检查部分第四十四条规定，抗菌药物相关管理制度将药物分级管理、遴选、采购、处方、调剂、应用评价、医生处方权限及会诊权限全部纳入其中，以文件查阅、记录查看、访谈、病历检查及病案检查等方式开展现场检查。2011 版标准中 4.15.5 条款则以三条细则分别罗列了抗菌药物管理小组工作职责、工作内涵、培训要求、数据上报要求及细菌耐药监测、特殊抗菌药物的管理、临床应用评价、微生物送检、围手术期抗菌药物预防性使用管控。其中涉及相关数据指标，2020 版标准直接将该部分内容纳入第二部分"医疗服务能力与质量安全监测数据"的"药事管理专业医疗质量控制指标"中，不再要求现场检查中对上述数据指标重复核查，现场检查内容以制度、病历检查为主，对于提升评审专家的现场检查效率、回归抗菌药物临床应用管理本质有积极促进作用。此外，2020版标准新增抗菌药物遴选、采购流程评审，要求医疗机构引进抗菌药物或临时采购抗菌药物需综合医院感染性疾病病种、病原微生物谱、细菌耐药监测情况进行评估。该条款要求从抗菌药物的遴选阶段即开展有效管控，对于减少抗菌药物滥用、降低细菌耐药性有重要意义。

（五）药品不良反应监测与评估

2020版标准中，药品不良反应的监测与评估与药品损害事件、医疗器械不良事件监测共同呈现，其细则要求建立相关的监测报告制度、定期评估及反馈、向监测的行政部门报告等。2011版标准4.15.6条款下对不良反应监测的要求更为详细，包括实施药品不良反应及用药措施报告制度、建立相关事件的调查处置流程。该项条款特别明确不良反应报告人包括医师、药师和护士，并要求建立完善的突发事件药事管理应急预案。2011版标准的条款释义参考项明确了药品不良反应、严重药品不良反应、新的药品不良反应、用药错误、药害事件的定义。对比两版标准的检查要求，2020版标准的检查内容更为清晰、明确，将药品不良反应、药害事件、医疗器械不良事件等归纳在同一条款，使检查专家执行时更为便捷；2011版标准的现场检查内容相似，专门将药品不良反应、药害事件与医疗器械不良反应分开罗列为不同条款，对相应检查内容有完整的释义、解读，更有利于备检医院的迎检资料准备，存在"重资料核查、轻质量管理"的弊端。

（六）化疗药物集中调配条款

2020版标准要求开展日间化疗服务的医疗机构应集中调配化疗药物，建立并落实相关的安全管理制度，对于肠外营养液等无明确要求。2011版标准4.15.2.8项下，C条款要求未建立静配中心的医疗机构在病房（区）分散调配时，需要参照集中调配相关的管理规范与操作流程，形成相应管理制度与措施。已建立静配中心的医院，要求将静脉用危害药品、肠外营养液统一交由药学部静配中心进行集中调配、供应，并建立工作人员培训制度和培训计划。在上述药品集中调配前，需由审方药师进行用药审核及干预。对比两版标准，2020版标准对药学部门不再要求建立静配中心，仅要求化疗药物类的静脉用危害药物由药学部集中调配，而对肠外营养液的调配未提出明确要求。相比国家的评审标准，各省等级评审实施细则存在一定地域差异。如广东省三级医院评审标准中，静配中心集中调配药品目录并不局限于化疗药物，其具体要求仍与 2011 版标准相似。因此各省市在开展评审工作时还需结合本省的评审细则进行。

（七）药学部门人员设置及管理

2011 版标准对药事管理组织的人员设置、工作内涵及药事管理委员会组成有专门释义。2020 版标准对药事管理工作与药学部门设置、人员配备要求相对简单，符合相关规定即可，要求评审专家及备检医疗机构对标准的条款、法律法规非常熟悉。各省在等级评审实际操作中，需结合当地药事管理工作及药学专业技术人员的实际情况"因地制宜"地进行个体化调整，使本条款评审更符合省级实际情况。

（八）医疗机构药品管理

在医疗机构药品管理方面，2020 版标准将药品的遴选纳入药品管理的流程中，要求医疗机构"建立全流程监测系统，保障药品质量和供应"。2011 版标准将药品遴选环节放在药事管理委员会相关职责下，减弱了医院药学部门在药品遴选的作用，但在医疗机构药品的采购、储存、调剂等内容中有明确的管理制度及规定。

（九）临床药师配置及工作内容

临床药师作为督促医疗机构合理用药的主力军，2020 版标准对临床药师的定义为，"具有系统的药学、药物治疗学以及相关医学专业知识与技能，了解疾病与药物治疗原则，与医疗团队成员合作，参与临床药物治疗工作，为患者提供药学专业技术服务的卫生技术人员"；2011 版标准的临床药师释义为，"以系统药学专业知识为基础，并具有一定医学和相关专业基础知识与技能，直接参与临床用药，促进药物合理应用和保护患者用药安全的药学专业技术人员"。2020 版标准的定义使临床药师工作更侧重于团队合作，对工作内涵的要求不再是"保障用药安全"这样抽象的定义，具体到提供保质保量的临床药学服务。由此可见，40 余年临床药学工作的实践探索使我国医院临床药学发展方向更广，新医改下医院临床药学工作需要向患者疾病管理、临床治疗继续渗透，临床药师在患者诊疗管理的地位日益凸显。此外，相比于 2011 版标准对临床药师专业要求、人数配备要求及开展工作内涵等要求，2020 版标准未明确提出相应的要求，将具体设置内涵下放至各省级卫生行政部门，以制定符合各省医疗机构实际情况的等级评审实施细则。以四川省和广东省的医院评审实

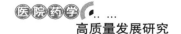

施细则为例，两省实施细则对临床药师人数配备要求以《医疗机构药事管理规定》为准，即三级医疗机构不少于 5 名临床药师，二级医疗机构不少于 3 名临床药师。在具体的考评标准中，广东省细则要求"建立临床药师绩效考核体系"，并要求"药学部对临床药师参与临床工作进行定期检查、总结分析、整改"，将住院患者药学监护率作为评价临床药师工作绩效的重要指标。四川省的评审实施细则中缺乏相应条款，对临床药师工作的外部评价来源于临床科室、患者对药师工作的满意度考评，主观性相对更强。两省实施细则的差异也与两地临床药学开展时间、现阶段临床药学学科发展情况密切相关。

本节内容通过比对 2020 版标准和 2011 版标准中涉及医院药事管理相关条款，着重从"基本药物制度及执行情况""药事质量管理体系的建设及相关指标""医疗查对制度管理"等方面进行了对比阐述，旨在阐明医院等级评审条款内容的变化内涵，对医疗机构根据新版标准准备评审工作有一定的指导意义。

（李建　邵永惠　王琳琳）

第五节　医院等级评审促进临床药学发展

一、国内临床药学发展史及临床药师队伍建设现状

临床药学最初形成于 20 世纪 50 至 60 年代的美国，旨在将传统药学工作重点从"药品"向"人"转移，要求药师在开展传统的药品供应、调剂工作以外，还应参与临床治疗用药、协助医生制订药物治疗方案、提高药物治疗疗效。医院临床药学发展逐步带动医学院校的临床药学教育发展，美国至今已培养药学博士 16000 余名，60% 以上的州医院设立了临床药学服务中心。借鉴美国临床药学实践的成功经验，英国、法国、日本等国家也开始了临床药学的探索之路。

20 世纪 60 年代，我国医院药学工作者受国外临床药学发展启发，提出应当重视临床药学工作。1978 年，汪国芬等以国外临床药学发展之路为借鉴，提出临床药学试点工作的想法。1983 年，在成都召开的"全国临床药学工作座谈会"上，试点工作计划及试点单位安排得以落实。1987 年，12 家医疗机构被国家卫生部批准作为临床药学试点工作单位。1989 年，华西医科大学

（现四川大学华西医学院）开设临床药学专业，但培养的学生毕业后多未从事专业相关工作，故 1998 年临床药学专业被取消。1991 年，国家发布的医院分级管理文件将三级医院开展临床药学工作作为考核指标，临床药学重新回到医院药学工作正轨。2002 年 1 月，《医疗机构药事管理暂行规定》首次对临床药师工作内涵提出具体要求，包括参与药物治疗方案制订、建立药历、开展治疗药物监测等。2005 年 11 月，《关于开展临床药师培训试点工作的通知》《临床药师培训试点工作方案》等文件相继发布。2006 年，《临床药师在职培训与考核标准（试行）》出台，全国共计 19 家医疗机构被国家卫生部列为临床药师培训基地，同年教育部恢复临床药学专业。2007 年，《卫生部医政司关于开展临床药师制试点工作的通知》将国内 42 家医院列为临床药师试点单位，进一步推动医院临床药学工作向前发展。2010 年，临床药学专业首次被卫生部列入国家临床重点专科。2011 年，《医疗机构药品管理条例》对医疗机构临床药师配备数量提出要求，三级医疗机构不得少于 5 名，二级医疗机构不得少于 3 名，医院临床药学开始了蓬勃发展。

经过 40 余年发展，国内临床药学已有了长足的发展，但与美国、英国等学科发展较早的国家相比，国内医院临床药学工作、医学院校临床药学教育还有很多不足，表现为以下几个方面。

（1）医院临床药学发展不足：①医疗机构负责人及药学部门负责人对临床药学工作认识不足，忽略临床药学工作的重要性；②临床药师队伍素质参差不齐，部分医疗机构的临床药学工作停留在处方点评、不良反应上报等方面，未能如期开展药学服务；③临床药学相关政策及制度不完善，全国范围内的医疗机构并未严格实行临床药师制，医疗机构在职称晋升、薪资待遇上未向临床药学倾斜，临床药师工作积极性普遍不高；④临床药师人才资源分布不均衡，表现为发达地区临床药师资源丰富，落后地区临床药师资源稀缺。

（2）医学院校临床药学教育问题多：①缺乏统一的临床药学专业教学标准，学制、课程设置相对混乱，临床药学专业学生的理论能力与实践操作能力不相符，无法胜任基础的医院临床药学工作；②临床药学教育师资力量极度缺乏，专业从事该工作的药师资源稀缺，主要沉积在医院临床药学工作中，无法真正参与专业学生培养；③临床药学人才流失严重，近年来临床药学专业本科毕业生从事医院临床药学工作的仅占总毕业人数的 1/4，究其根源为医改制度不完善导致医院对临床药师实际需求不高、临床药师待遇不高、职业前景不明朗。

因此，从医院临床药学工作发展、医学院校临床药学教育两方面来看，国内临床药学的发展还有很长的路要走。医院等级评审制度从国家层面对医院临

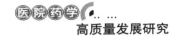

床药学工作开展提出发展方向，从制度上要求医疗机构必须重视医院临床药学工作及临床药师队伍建设，从而推动医院临床药学向前发展。

二、医院等级评审中临床药学工作的条款要求

在医院等级评审工作开展近 40 年的历程里，医院临床药学发展随着等级评审条款完善逐步发展。1989 年，卫生部颁布的《医院分级管理草案（试行）》提出门诊处方合格率大于 95％的要求，这是首次提出开展处方点评工作的文件；1991 年，卫生部要求三级医院开展临床药学工作；1991 年至 1999 年，各级医疗机构逐步开展临床药学工作的实践探索。

2002 年 1 月，《医疗机构药事管理暂行规定》要求建立"以病人为中心""以合理用药为核心"的工作模式，并督促医疗机构应逐步建立临床药师制，规定临床药师具体的工作职责，包括：①深入临床了解药物应用情况，对药物临床应用提出改进意见；②参与查房和会诊，参与危重患者的救治和病案讨论，对药物治疗提出建议；③进行治疗药物监测，设计个体化给药方案；④指导护士做好药品请领、保管和正确使用工作；⑤协助临床医师做好新药上市后临床观察，收集、整理、分析、反馈药物安全信息；⑥提供有关药物咨询服务，宣传合理用药知识；⑦结合临床用药，开展药物评价和药物利用研究。

2011 年 3 月，《医疗机构药事管理规定》进一步丰富医院临床药学工作内涵，强调"以病人为中心""以合理用药为核心"开展医院药学工作，摒弃传统的"以药品为中心"的工作模式，明确提出医疗机构必须配备全职临床药师，并且根据医院等级对专职临床药师人数给出了明确规定。同年，《三级综合医院评审标准实施细则（2011 年版）》发布，要求临床药师应当"具有高等学校临床药学专业或药学专业本科以上学历"，需要"规范化培训"，明确规定了临床药师的准入资格，促进医院临床药师队伍的建设。2011 版标准同时要求临床药师开展处方点评并建立药物使用评价体系。在医院抗菌药物临床应用管理项下，作为参与医院抗菌药物管理工作主力军的临床药师需要开展包含抗菌药物会诊、细菌耐药监测、围手术期预防用药管理等多个维度的抗菌药物合理管控工作。同时针对抗菌药物管理指标明确提出门、急诊及住院患者抗菌药物使用率的上限、微生物送检率、围手术期预防用药比例等相关指标的要求，促进了此后 10 年医院临床药学的发展。

2020 年 12 月，国家卫健委发布了 2020 版标准，医疗机构"每百张床位临床药师人数"被纳入药事项的重要考核指标。在"实施临床药师制"的基础

上，扩大了临床药学服务范畴，提高临床药学服务能力与水平。相比于 2011 版标准中对临床药师工作内涵的细化，2020 版标准内容更具概括性，并增加了客观性的"医疗服务能力与质量安全监测数据"部分，减少了评审专家主观评判导致的评审结果差异。在各省级细化后的评审细则中不难看出，对于医院临床药学工作及临床药师的要求，基本延续了 2011 版标准的相关规定，只在评审结果评判中以评审总分占比的方式代替了 2011 版标准的 A、B、C 等级制。以《四川省三级医院评审标准实施细则（2021 版）》为例，110.1 条款中明确指出"未建立临床药师制不得分""临床药师配备不符合国家相关规定减0.1 分"，相比于 2011 版标准中 4.15.7.2 条款中按规定配置临床专职药师中 C 等级"配备 5 名以上临床药师，全职专科从事临床药物治疗工作"、B 等级"每 100 张病床与临床药师配比≥0.6"、A 等级"每 100 张病床与临床药师配比≥0.8"，其对于临床药师人数的要求趋于简化，更侧重于以临床合理用药管控指标评判医疗机构临床药学工作开展的成效，实现了从"过程管控"向"结局为导向"的转变。这样的转变要求医疗机构必须重视开展临床药学工作，从"被动"满足评审条款中的数量及工作内容向"主动"开展临床药学工作、壮大临床药师团队从而实现医院合理用药管控的转变。这样以结果为导向的评审模式在规范合理用药、促进医疗机构临床药学工作持续渗透等方面有重要指导意义。广东省卫健委发布的《三级医院评审标准（2020 年版）广东省实施细则》中关于临床药师及临床药学的要求，新增了"建立临床药师绩效考核体系，促进临床药学工作发展"的要求，并要求"有数据、案例体现改进效果或形成新制度、规范"，增加了药学部门对临床药师参会与临床治疗工作的检查、分析、整改项。作为临床药学发展领域"领头羊"的广东省，其临床药学发展一直走在国内前沿，率先将临床药师工作绩效考核纳入等级评审中，对于促进医疗机构临床药学的发展有着举足轻重的作用。

三、等级评审促医院临床药学发展

我国临床药学从最初的探索学习到后期逐步规范发展，其间取得了不少成就。在 20 世纪 90 年代，一项关于医疗机构临床药学工作开展情况的调查显示，此阶段医疗机构临床药学工作模式丰富，包括用药咨询（43.55％）、信息资料库建设（61.29％）、合理用药与药物评价（34.41％）、药动学及药物生物利用度研究（11.29％）等。这一阶段的临床药学发展速度较为缓慢，其原因包括：①社会及患者认可度不足；②医院及部分卫生行政部门存在"重医轻药"的旧观念；③专职临床药师总体缺乏；④医院药学功能仍然以"药品的保障供应"为主。

2002年至2011年，随着相关法律法规的完善及等级评审标准中对医院临床药学工作的要求，我国临床药学开始进入快速发展模式。各地各级医疗机构在政策驱动下，纷纷开展临床药学实践探索。以四川大学华西医院为例，2008年一项临床药师工作调研显示，医院在职临床药师共计26名，均为兼职药师，需同时兼顾传统药学工作和临床药学服务两方面；临床药学相关工作时间约占总工作时间的40%，其工作内容包括药学查房、书写药历、审核处方、参会与病案讨论等。调研中发现临床药师工作仍面临较多问题，如相关临床医学专业知识的欠缺（如医学基础知识、临床经验）、药学专业知识缺乏、与临床医疗及护理团队沟通能力欠缺等。临床药师队伍需要加强专业能力培养，医院应当将临床药师专职化并加强培养。2009年，上海交通大学医学院附属新华医院药学部率先开展临床药师绩效管理探索，从岗位定编、人员聘用、临床药师组长岗位聘任3个方面加强临床药学组织结构建设，从绩效目标设置、绩效辅导、绩效考核3个维度开展管理，最终有效调动了临床药师的工作积极性，提高了管理绩效并促进了员工个人发展。在这一阶段，全国各地临床药学工作实践开展稳步进行，关于临床药师绩效管理、临床药师培养等话题在各地深入探讨，固定、规范的管理模式逐步建立。

2011年至2020年，医院临床药学工作蓬勃发展，从该时期发表的临床药学及临床药师相关论文不难看出，临床药师更多地参与到了患者临床治疗实践中，其内容包括特殊患者的个体化用药方案制订、药学监护、药学会诊、药学门诊，并扩展到临床路径管理、医院药事管理、患者疾病管理、医药护团队服务模式建立等方面。临床药学工作的内涵愈加丰富，临床药师开展工作的热情空前高涨，成绩也是令人瞩目的。对比2007年与2016年国内门诊患者均次药费占比及住院患者人均药费占比发现，前项数据自2007年的51%左右降至2016年的45%左右，后项数据自2007年的40%左右降至2016年的35%左右。同期，行政部门也认识到医院临床药学工作的重要性。以上海市为例，上海市卫健委在市级医疗机构临床药学重点专科建设基础上，于2018年将20家区属医疗机构纳入临床药学重点专科建设项目，旨在提升专科综合实力、完善人才培养并扩大专科辐射能力。临床药师的培养模式也趋于多元化，中国医科大学附属盛京医院依托国家临床药学重点学科建设项目，开展多层次的临床药学人才培养，多维度完善临床药师培养工作。

（何金汗　邓宇　黄跃洲）

第四章　公立医院绩效考核指标解读及应对策略

公立医院是我国医疗服务体系的主体，改革开放以来，市场经济在我国经济体系中担当着越来越重要的角色，公立医院在一定程度上出现了公益性弱化、粗放经营、运营效率低等问题。2009 年国务院《关于深化医药卫生体制改革的意见》文件发布，将公立医院的绩效管理和考核作为其中的一项重要内容，开始统筹推进。2011 年国务院办公厅发布的《2011 年公立医院改革试点工作安排的通知》提出要建立以公益性为核心，以医疗安全质量和经济运行为重点监管内容的公立医院监管体系。2015 年国务院办公厅发布了《关于城市公立医院综合改革试点的指导意见》，将绩效评价机制作为公立医院管理机制之一。2019 年 1 月 16 日，国务院发布了《关于加强三级公立医院绩效考核工作的意见》，随后国家卫健委发布了《关于启动 2019 年全国三级公立医院绩效考核有关工作的通知》，全面启动了三级公立医院绩效考核工作，正式拉开了我国公立医院绩效考核的序幕。2019 年 12 月 9 日，国家卫健委发布了《关于加强二级公立医院绩效考核工作的通知》，在总结三级公立医院绩效考核的基础上，2020 年全面启动二级公立医院绩效考核。

公立医院绩效考核既是改革发展到一定阶段必须对公立医院进行的评价，又是衔接医联体、分级诊疗、控制医疗费用不合理增长、改善医疗服务而进行的一个总体评价。通过绩效考核的方式引导三级公立医院由规模扩张型转向质量效益型，充分发挥"龙头"引领作用，引导二级公立医院大力提升"自身造血"能力，提升服务能力，通过不同等级公立医院落实各自功能定位，推动建立健全分级诊疗制度和现代医院管理制度，构建优质高效的整合型医疗服务体系。

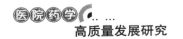

第一节 公立医院绩效考核的背景

一、政策因素

国务院办公厅于 2011 年印发的《2011 年公立医院改革试点工作安排》提出公立医院绩效考核既要以公益性为核心，又要提高医务人员积极性。2015年《关于加强公立医疗卫生机构绩效评价的指导意见》提出建立以公益性为导向的考核评价机制。2017 年《关于开展公立医院薪酬制度改革试点工作的指导意见》提出健全以公益性为导向的考核评价机制，公立医院主管部门要制定公立医院主要负责人的绩效考核评价办法；《关于建立现代医院管理制度的指导意见》提出要建立以公益性为导向的考核评价机制，定期组织公立医院绩效考核。

公立医院绩效考核是国家对公立医院高速发展到一定程度、新医改政策贯彻实施到一定阶段后，必然会进行的一项对公立医院的全方位评价，包含对医疗服务质量改进成效、医疗费用不合理增长控制效果、合理用药实施效果及分级诊疗落实情况等的总体评价。实施公立医院绩效考核是建立现代医院管理制度的一项重要内容，也是公立医院未来发展的内在需求。

二、现实因素

医药分开在全国范围内的全面实施，标志着我国的医药卫生体制改革取得了重大阶段性成效。但如何更好地发挥公立医院的公益性质，从规模扩张型向质量效益型发展，不断提高医疗质量？如何更好地履行政府办医职责，通过有效的"指挥棒"让人民群众得到更加优质高效、公平可及的医疗卫生服务？如何通过精细化的医院内部管理实现医院运行良好，体现多劳多得、优绩优酬的薪酬分配制度，提高医务人员的积极性？这些都是新医改中遇到的深层次问题。

对公立医院实行绩效考核将有助于破解以上难题，让政府、医院、医务人员的视野更好地"聚焦"改革，真正把为人民群众提供全方位、全生命周期的医疗卫生服务落实在具体的医疗服务和管理全过程。

（蒋沁宜　李健　王治丹）

第二节　公立医院绩效评价指标框架

在代表性和简洁性统一的原则下，经过反复筛选确定从医疗质量、运行效率、持续发展和满意度评价 4 个维度对公立医院进行考核，涵盖了目标性、成效性和发展性的内容，建立起能够在全国范围内通用的指标体系。

三级公立医院绩效考核指标体系共包含一级指标 4 个、二级指标 14 个、三级指标 55 个（定量 50 个、定性 5 个），其中国家监测指标 26 个。二级公立医院绩效考核指标体系共包含一级指标 4 个、二级指标 10 个、三级指标 28 个（均为定量指标），其中国家监测指标 21 个，详见表 4-1 至表 4-3。

表 4-1　我国公立医院绩效考核指标统计

考核对象	一级指标	二级指标数量（个）	三级指标			
			总数量（个）	国家监测指标数量（个）	定性指标数量（个）	定量指标数量（个）
三级公立医院	医疗质量	4	24	10	2	22
	运营效率	4	19	9	2	17
	持续发展	4	9	4	1	8
	满意度评价	2	3	3	0	3
	小计	14	55	26	5	50
二级公立医院	医疗质量	4	13	8	0	13
	运营效率	2	9	8	0	9
	持续发展	2	4	3	0	4
	满意度评价	2	2	2	0	2
	小计	10	28	21	0	28

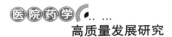

表4-2　三级公立医院绩效考核指标一览表

一级指标	二级指标	序号	相关指标	指标属性	指标导向
医疗质量	（一）功能定位	1	门诊人次数与出院人次数比	定量	监测比较
		2	下转患者人次数（门/急诊、住院）	定量	逐步提高
		3	日间手术占择期手术比例	定量	监测比较
		4	出院患者手术占比▲	定量	逐步提高
		5	出院患者微创手术占比▲	定量	逐步提高
		6	出院患者四级手术比例▲	定量	逐步提高
		7	特需医疗服务占比	定量	监测比较
	（二）质量安全	8	手术患者并发症发生率▲	定量	逐步降低
		9	Ⅰ类切口手术部位感染率▲	定量	逐步降低
		10	单病种质量控制▲	定量	监测比较
					逐步降低
		11	大型医用设备检查阳性率	定量	监测比较
		12	大型医用设备维修保养及质量控制管理	定性	监测比较
		13	通过国家室间质量评价的临床检验项目数▲	定量	逐步提高
		14	低风险组病例死亡率▲	定量	逐步降低
		15	优质护理服务病房覆盖率	定量	逐步提高
	（三）合理用药	16	点评处方占处方总数的比例	定量	逐步提高
		17	抗菌药物使用强度（DDDs）▲	定量	逐步降低
		18	门诊患者基本药物处方占比	定量	逐步提高
		19	住院患者基本药物使用率	定量	逐步提高
		20	基本药物采购品种数占比	定量	逐步提高
		21	国家组织药品集中采购中标药品使用比例	定量	逐步提高
	（四）服务流程	22	门诊患者平均预约诊疗率	定量	逐步提高
		23	门诊患者预约后平均等待时间	定量	逐步降低
		24	电子病历应用功能水平分级▲	定性	逐步提高

一级指标	二级指标	序号	相关指标	指标属性	指标导向
运营效率	（五）资源效率	25	每名执业医师日均住院工作负担	定量	监测比较
		26	每百张病床药师人数	定量	监测比较
	（六）收支结构	27	门诊收入占医疗收入比例	定量	监测比较
		28	门诊收入中来自医保基金的比例	定量	监测比较
		29	住院收入占医疗收入比例	定量	监测比较
		30	住院收入中来自医保基金的比例	定量	监测比较
		31	医疗服务收入（不含药品、耗材、检查检验收入）占医疗收入比例▲	定量	逐步提高
		32	辅助用药收入占比	定量	监测比较
		33	人员支出占业务支出比重▲	定量	逐步提高
		34	万元收入能耗支出▲	定量	逐步降低
		35	收支结余▲	定量	监测比较
		36	资产负债率▲	定量	监测比较
	（七）费用控制	37	医疗收入增幅	定量	监测比较
		38	门诊次均费用增幅▲	定量	逐步降低
		39	门诊次均药品费用增幅▲	定量	逐步降低
		40	住院次均费用增幅▲	定量	逐步降低
		41	住院次均药品费用增幅▲	定量	逐步降低
	（八）经济管理	42	全面预算管理	定性	逐步完善
		43	规范设立总会计师	定性	逐步完善
持续发展	（九）人员结构	44	卫生技术人员职称结构	定量	监测比较
		45	麻醉、儿科、重症、病理、中医医师占比▲	定量	逐步提高
		46	医护比▲	定量	监测比较
	（十）人才结构	47	医院接受其他医院（尤其是对口支援医院、医联体内医院）进修并返回原医院独立工作人数占比	定量	逐步提高
		48	医院住院医师首次参加医师资格考试通过率▲	定量	逐步提高
		49	医院承担培养医学人才的工作成效	定量	逐步提高

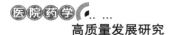

一级指标	二级指标	序号	相关指标	指标属性	指标导向
持续发展	（十一）学科建设	50	每百名卫生技术人员科研项目经费▲	定量	逐步提高
		51	每百名卫生技术人员科研成果转化金额	定量	逐步提高
	（十二）信用建设	52	公共信用综合评价等级	定性	监测比较
满意度评价	（十三）患者满意度	53	门诊患者满意度▲	定量	逐步提高
		54	住院患者满意度▲	定量	逐步提高
	（十四）医务人员满意度	55	医务人员满意度▲	定量	逐步提高
新增指标		增1	重点监控高值医用耗材收入占比	定量	监测比较

注：指标中加"▲"的为国家监测指标。指标导向是指该指标应当发生变化的趋势，供各地卫健委确定指标分值时使用，根据本地实际确定基准值或合理基准区间。增1为落实《国务院办公厅关于印发治理高值医用耗材改革方案的通知》（国办发〔2019〕37号）而增设指标。

表4-3　二级公立医院绩效考核指标一览表

一级指标	二级指标	序号	相关指标	指标属性	指标导向
医疗质量	（一）功能定位	1	出院患者手术占比▲	定量	逐步提高
		2	出院患者微创手术占比▲	定量	逐步提高
		3	出院患者三级手术比例▲	定量	逐步提高
	（二）质量安全	4	手术患者并发症发生率▲	定量	逐步降低
		5	低风险组病例死亡率▲	定量	逐步降低
	（三）合理用药	6	抗菌药物使用强度（DDDs）▲	定量	逐步降低
		7	基本药物采购金额占比	定量	逐步提高
		8	国家组织药品集中采购中标药品金额占比	定量	逐步提高
		9	重点监控药品收入占比	定量	监测比较
		10	重点监控高值医用耗材收入占比	定量	监测比较

一级指标	二级指标	序号	相关指标	指标属性	指标导向
医疗质量	（四）医疗服务	11	电子病历应用功能水平分级▲	定量	逐步提高
		12	省级室间质量评价临床检验项目参加率与合格率	定量	逐步提高
		13	平均住院日▲	定量	监测比较
运营效率	（五）收支结构	14	医疗盈余率▲	定量	监测比较
		15	资产负债率▲	定量	监测比较
		16	人员经费占比▲	定量	逐步提高
		17	万元收入能耗占比▲	定量	逐步降低
		18	医疗收入中来自医保基金的比例（包括门诊、住院收入中来自医保基金的比例）	定量	监测比较
		19	医疗服务收入（不含药品、耗材、检查检验收入）占医疗收入比例▲	定量	逐步提高
	（六）费用控制	20	医疗收入增幅▲	定量	监测比较
		21	次均费用增幅▲	定量	逐步降低
		22	次均药品费用增幅▲	定量	逐步降低
持续发展	（七）人员结构	23	医护比▲	定量	监测比较
		24	麻醉、儿科、重症、病理、中医医师占比▲	定量	逐步提高
	（八）学科建设	25	人才培养经费投入占比	定量	监测比较
		26	专科能力▲	定量	逐步提高
满意度评价	（九）患者满意度	27	患者满意度▲	定量	逐步提高
	（十）医务人员满意度	28	医务人员满意度▲	定量	逐步提高

注：指标中加"▲"的为国家监测指标。指标导向是指该指标应当发生变化的趋势，供各地卫健委确定指标分值时使用，根据本地实际确定基准值或合理基准区间。

（何金汗　李建　费杨华）

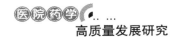

第三节　医院药学考核的变迁

一、我国医院药学的发展历程

随着我国经济社会的高速发展、人民群众需求的不断改变和药品研发的快速发展，我国医院药学的发展主要经历了以下过程：中华人民共和国成立初期至 20 世纪 80 年代的药品供应时期，20 世纪 80 年代至 21 世纪初的临床药学初始发展时期，2009 年至今的药学服务转变提升时期。

近年来，随着新医改的不断推进和国家"健康中国"战略的提出，以及药品"零加成"、药品集中采购等政策的推进与落实，药品在医院建设与发展中的角色发生了重大改变，现有的药事管理体系、药学服务模式、药学人员队伍结构等正在经历着深刻变革。相应地，国家对医院药学的发展也提出了更高要求。2021 年国务院办公厅发布了《关于推动公立医院高质量发展的意见》（国办发〔2021〕18 号），提出要进一步提高对药学服务重要性的认识，加快药学服务转型，提供高质量药学服务。

二、国家对医院药学的考核

随着医院药学的发展，国家对医院药学的考核内容也在不断变化，主要包括医院等级评审、公立医院绩效考核、国家医疗服务与质量安全报告等。

医院等级评审与分级管理工作始于 1989 年卫生部先后发布的关于医院分级管理的通知和管理标准，后者首次对药学人员配备比例、门诊处方合格率进行了考核，要求药剂卫生技术人员配备比例应占病床总数的 8％以上，而一、二、三级医院的门诊处方合格率则应分别达到 98％、98％、95％以上。在经历了一段时期的搁浅之后，2011 年和 2012 年卫生部先后颁布了三级综合医院和二级综合医院评审标准实施细则，标志着我国新一轮医院等级评审工作的重启，更新后的等级评审标准实施细则中新增了对特殊药品管理的考核，同时新增并单列了对"药事和药物使用管理与持续改进"的考核，以及 5 项合理用药监测指标。2020 年和 2021 年国家卫健委又再次颁布了更新版的三级医院评审标准和实施细则，进一步调整优化了评审标准，强化了对药事管理考核的同时，新增了对临床药学服务质量的考核。

2019 年，国务院办公厅和国家卫健委针对三级公立医院绩效考核先后发文，并在全国范围内启动了三级公立医院绩效考核工作。为积极、持续推动此项工作，2020 年 7 月国家卫健委再次发文，要求二级公立医院开始填报数据，标志着二级及以上公立医院绩效考核正式拉开序幕。其中对药学考核的内容涉及合理用药、资源效率、收支结构、费用控制等方面。考核指标共计 11 项，其中合理用药包含点评处方占处方总数比例、抗菌药物使用强度（DDDs）、门诊患者基本药物处方占比、住院患者基本药物使用率、基本药物采购品种数占比、国家组织药品集中采购中标药品使用比例等 6 项内容；资源效率包含每百张病床药师人数 1 项内容；收支结构包含辅助用药收入占比 1 项内容；费用控制包含门诊次均药品费用增幅、住院次均药品费用增幅等 2 项内容。最新发布的《国家三级公立医院绩效考核操作手册（2023 版）》则进一步对药学考核指标进行了延伸，从促进基本药物和集采药物使用，到促进中医药发展和保障罕见病患者用药，以更细化的指标引导更精细的药事管理，推进药品相关政策在临床落地，更好地满足患者用药需求。

《国家医疗服务与质量安全报告》是由国家卫健委组织对全国 31 个省（自治区、直辖市）的二级及以上医院医疗服务与医疗质量安全情况进行的数据抽样调查，以推动医疗机构的服务质量不断改善，同时为国家制定相应政策、科学管理实践提供循证依据。该项工作从 2015 年起实施，抽样调查的数据中将药学的考核归属于"药事管理专业医疗质量控制指标"，主要包括药学专业技术人员占比、每百张床位临床药师人数、处方审核率、住院用药医嘱审核率、静脉用药集中调配医嘱干预率、门诊处方点评率、门诊处方合格率、住院患者药学监护率、用药错误报告率、严重或新的药品不良反应上报率、住院患者抗菌药物使用情况、住院患者静脉输液使用率、住院患者中药注射剂静脉输液使用率、急诊患者糖皮质激素静脉输液使用率、住院患者质子泵抑制药注射剂静脉使用率等 15 项内容。

（何金汗　李燕　宿怀玉）

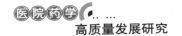

第四节 三级公立医院绩效考核中药学相关指标及其修订情况

一、三级公立医院绩效考核中药学相关指标

医疗体系的改革推动了医院的高质量发展，并且建立起了能够在全国范围内通用的指标体系对公立医院进行考核。其中三级公立医院绩效考核中药学相关指标和具体内容见表4-4至表4-13。

表4-4　点评处方占处方总数的比例

指标序号	16	指标名称	点评处方占处方总数的比例
指标属性	定量指标		
计量单位	百分比（%）		
指标定义	考核年度点评处方占处方总数的比例。点评处方包括点评门/急诊处方和点评出院患者住院医嘱两部分		
计算方法	$点评处方占处方总数的比例 = \dfrac{点评处方数}{处方总数} \times 100\%$ $点评出院患者医嘱比例 = \dfrac{出院患者住院医嘱点评数}{同期出院人数} \times 100\%$		
指标说明	根据《处方管理办法》，处方是指由注册的执业医师和执业助理医师（以下简称医师）在诊疗活动中为患者开具的，由取得药学专业技术职务任职资格的药学专业技术人员（以下简称药师）审核、调配、核对，并作为患者用药凭证的医疗文书。 点评处方是根据相关法规、技术规范，对处方书写的规范性及药物临床使用的适宜性（用药适应证、药物选择、给药途径、用法用量、药物相互作用、配伍禁忌等）进行评价，发现存在或潜在的问题，制定并实施干预和改进措施，促进临床药物合理应用的过程。 点评处方不等于处方审核。根据《医疗机构处方审核规范》，所有处方均应当经审核通过后方可进入划价收费和调配环节，未通过审核的处方不得收费和调配。因此处方审核是药物发出前合理性评价，而处方点评是药物发出后的合理性再评价		

指标说明	分子1：点评处方数包括考核年度内点评的门/急诊处方数、住院患者未在医嘱中的处方数和出院带药处方数，不包括出院患者住院医嘱。处方点评包括整体和专项点评。 分子2：出院患者住院医嘱点评数按点评的人数（即病历份数）统计，同一患者在同一次住院期间多个医嘱的处方点评，按1人统计。处方点评包括整体和专项点评。 分母1：处方总数按药房处方数统计，包括门/急诊处方、住院患者未在医嘱中的处方和住院患者出院带药处方。 分母2：同期出院人数，不包括出院患者在住院期间未使用药物者
指标意义	根据《处方管理办法》（中华人民共和国卫生部令第53号）医疗机构应当建立处方点评制度，填写处方评价表，对处方实施动态监测及超常预警，登记并通报不合理处方，对不合理用药及时予以干预。医院应按照《关于印发〈医院处方点评管理规范（试行）〉的通知》（卫医管发〔2010〕28号）、《关于印发〈医疗机构药事管理规定〉的通知》（卫医政发〔2011〕11号）和《关于加强药事管理转变药学服务模式的通知》（国卫办医发〔2017〕26号）等文件规定，对点评中发现的问题，重点是超常用药和不合理用药，进行干预和跟踪管理；将处方点评结果纳入地方卫生健康行政部门对医疗机构的绩效考核指标中。 门/急诊处方抽样率不应少于总处方量的1‰，且每月点评处方绝对数不应少于100张；病房（区）医嘱的抽样率不应少于出院病历数的1%，且每月点评出院病历绝对数不应少于30份
指标导向	逐步提高
指标来源	医院填报
修订情况	2023版无修订
系统填报数据	16.1点评处方占处方总数的比例 16.1.1点评处方数 16.1.2处方总数 16.2点评出院患者医嘱比例 16.2.1出院患者住院医嘱点评数 16.2.2同期出院人数
应对策略	在国家三级公立医院绩效考核，处方总数按照药房处方数统计，而非人次数，更真实反映处方点评工作量。对分母1的描述中"住院患者未在医嘱中的处方"，包括部分住院患者在门诊就诊或医保定点药房购药的处方，涵盖范围更为全面。 根据《国家卫生健康委办公厅关于2020年度全国三级公立医院绩效考核国家监测分析情况的通报》（以下简称"分析情况通报"），2020年度点评处方占处方总数的比例和点评出院患者医嘱比例分别为15.21%和19.16%，远高于指标说明中的比例要求。由此提示，处方点评工作量在持续增长，信息化手段有利于辅助药师完成此项工作

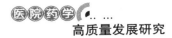

表4-5 抗菌药物使用强度（DDDs）▲

指标序号	17	指标名称	抗菌药物使用强度（DDDs）
指标属性	定量指标，国家监测指标		
计量单位	DDD		
指标定义	考核年度通过成人抗菌药物的平均日剂量（defined daily doses，DDDs），分析评价抗菌药物使用强度。DDD作为用药频度分析单位，不受治疗分类、剂型和不同人群的限制		
计算方法	抗菌药物使用强度（DDDs）$=\dfrac{\text{本年度住院患者抗菌药物消耗量（累计DDD数）}}{\text{同期收治患者人天数}}$ $\times 100\%$		
指标说明	世界卫生组织在1969年制定了解剖－治疗－化学的药物分类系统（anatomical therapeutic chemical，ATC），确定了将限定日剂量（DDDs）作为用药频度分析的单位。抗菌药物使用强度（DDDs）指用于主要治疗目的的成人的药物平均日剂量。住院患者抗菌药物消耗量指同期出院患者住院期间抗菌药物的实际消耗量。 分子：考核住院患者在院期间抗菌药物应用情况，不包括住院患者出院带药。 分母：同期收治患者人天数即出院者占用总床日数，指所有出院人数的住院床日之和，包括正常分娩、未产出院、住院经检查无病出院、未治出院及健康人进行人工流产或绝育手术后正常出院者的住院床日数。 由于抗菌药物使用强度（DDDs）受多种因素影响，为使数据尽量可比，通过反映疾病复杂程度的病例组合指数（case mix index，CMI）校正		
指标意义	住院患者抗菌药物使用强度（DDDs）用于衡量医院合理用药的管理水平，可反映不同年度的用药动态和用药结构，某抗菌药物DDDs大，说明用药频度高、用药强度大，对该药的选择倾向性大。 《处方管理办法》（卫生部令第53号）、《抗菌药物临床应用管理办法》（卫生部令第84号）要求医疗机构应当开展抗菌药物临床应用监测工作，分析本机构及临床各专业科室抗菌药物使用情况，评估抗菌药物使用适宜性；对抗菌药物使用趋势进行分析，对抗菌药物不合理使用情况应当及时采取有效干预措施。《关于印发进一步改善医疗服务行动计划的通知》（国卫医发〔2015〕2号）要求加强合理用药，2017年底前综合医院住院患者抗菌药物使用率不超过60%，抗菌药物使用强度控制在每百人天40DDDs以下。《关于进一步加强抗菌药物临床应用管理工作的通知》（国卫办医发〔2015〕42号）规定，三级综合医院住院患者抗菌药物使用强度不超过40DDDs，口腔医院不超过40DDDs，肿瘤医院不超过30DDDs，儿童医院不超过20DDDs（按照成人规定日剂量标准计算），精神病医院不超过5DDDs，妇产医院（妇幼保健院）不超过40DDDs		

指标意义	《国家卫生健康委办公厅关于做好医疗机构合理用药考核工作的通知》（国卫办医函〔2019〕903号）要求，合理用药考核的重点内容应当包括抗菌药物的使用和管理情况；加强考核结果运用，医疗机构应当根据考核中发现的问题持续改进工作，不断提高合理用药水平。地方各级卫生健康行政部门要将合理用药考核结果纳入医疗机构绩效考核内容，并与医疗机构检验、医院评审、评价相结合。《国家卫生健康委关于进一步加强抗微生物药物管理遏制耐药工作的通知》（国卫医函〔2021〕73号）指出，地方各级卫生健康行政部门要将抗微生物药物合理使用情况纳入医院评审、公立医院绩效考核、合理用药考核等工作，并适当加大考核权重，发挥指挥棒作用
指标导向	逐步降低
指标来源	医院填报。同期收治患者人天数来源于统计年报中的"实际占用总床日数"
修订情况	新增指标说明，增加"CMI校正"
系统填报数据	17.1 住院患者抗菌药物消耗量（累计DDD数） 17.2 同期收治患者人天数（出院者占用总床日数）
应对策略	CMI作为DRGs体系的重要指标，归属于医疗服务能力维度，主要用来评价收治疾病的疑难复杂程度及医疗服务整体技术难度，在推动DRGs付费成效方面发挥了重要作用。2022年该指标上报新增"CMI校正"，国家将统一用CMI值对完成值校正。 同期收治患者人天数＝出院患者人数×出院患者平均住院天数。 根据分析情况通报，2020年全国三级公立医院抗菌药物使用强度为36.28DDDs，较2019年下降1.5DDDs，且明显优于40DDDs的国家要求

注：指标中的"▲"为国家监测指标。

表4-6　门诊患者基本药物处方占比

指标序号	18	指标名称	门诊患者基本药物处方占比
指标属性	定量指标		
计量单位	百分比（%）		
指标定义	考核年度门诊患者处方中使用基本药物人次数占同期门诊诊疗总人次数的比例		
计算方法	门诊患者基本药物处方占比＝$\dfrac{\text{门诊使用基本药物人次数}}{\text{同期门诊诊疗总人次数}} \times 100\%$ 延伸指标： 门诊患者基本药物处方使用占比＝$\dfrac{\text{门诊使用基本药物品种数量}}{\text{同期门诊使用药品品种数量}} \times 100\%$		

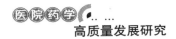
指标说明	基本药物按照《国家基本药物目录（2018 年版）》药品（含药品通用名、剂型、规格）进行统计，药品包括化学药品和生物制品、中成药和中药饮片三部分。 分子：门诊使用基本药物人次数按人数统计，同一门诊患者一次挂号就诊开具的处方中只要含有 1 种及以上基本药物，按 1 人统计，不包括急诊患者、健康体检者。 分母：门诊诊疗总人次数即门诊患者人次数，仅以门诊挂号数统计，不包括急诊患者、健康体检者及未开具药物处方患者。 延伸指标：考核年度门诊患者处方中使用基本药物品种数量占同期门诊使用药品品种数量的比例。其中，分子为门诊使用基本药物品种数量，按全部门诊处方中累计使用的基本药物品种数量统计。分母为门诊使用药品品种数量，按同期全部门诊处方累计使用药品品种数量统计，不包括急诊患者、健康体检者及未开具药物处方者。 国家基本药物目录实行动态调整管理，2022 年度统计的基本药物不包括仅作为药物溶媒使用的葡萄糖、氯化钠等溶液
指标意义	《关于印发〈关于建立国家基本药物制度的实施意见〉的通知》（卫药政发〔2009〕78 号）和《关于印发国家基本药物目录管理办法的通知》（国卫药政发〔2015〕52 号）指出基本药物是适应基本医疗卫生需求，剂型适宜，价格合理，能够保障供应，公众可公平获得的药品。国家基本药物遴选应当按照防治必需、安全有效、价格合理、使用方便、中西药并重、基本保障、临床首选和基层能够配备的原则，结合我国用药特点，参照国际经验，合理确定品种（剂型）和数量。《国务院办公厅关于完善国家基本药物制度的意见》（国办发〔2018〕88 号）进一步指出，基本药物"突出基本、防治必需、保障供应、优先使用、保证质量、降低负担"的功能定位。《关于印发国家基本药物目录（2018 年版）的通知》（国卫药政发〔2018〕31 号）为最新版基本药物目录。 《"健康中国 2030"规划纲要》提出要巩固完善国家基本药物制度，推进特殊人群基本药物保障。建立以基本药物为重点的临床综合评价体系。《国务院办公厅关于完善国家基本药物制度的意见》（国办发〔2018〕88 号）要求各级公立医疗机构加强基本药物配备使用管理，保障人民群众基本需求，促进药品供应保障体系建设，强化基本药物功能定位，推动分级诊疗。《关于进一步加强公立医疗机构基本药物配备使用管理的通知》（国卫药政发〔2019〕1 号）要求，提升基本药物使用占比，公立医疗机构应当科学设置临床科室基本药物使用指标，基本药物使用金额比例及处方比例应当逐年提高。 《国家卫生健康委办公厅关于做好医疗机构合理用药考核工作的通知》（国卫办医函〔2019〕903 号）要求，合理用药考核的重点内容应当包括公立医疗机构国家基本药物配备使用情况；加强考核结果运用，医疗机构应当根据考核中发现的问题持续改进工作，不断提高合理用药水平。地方各级卫生健康行政部门要将合理用药考核结果纳入医疗机构绩效考核内容，并与医疗机构检验、医院评审、评价相结合
指标导向	逐步提高
指标来源	医院填报

修订情况	增设延伸指标："门诊患者基本药物处方使用占比" 依据延伸指标内容补充修订计算方法和指标说明
系统填报 数据	18.1 门诊患者基本药物处方占比 18.1.1 门诊使用基本药物人次数 18.1.2 同期门诊诊疗总人次数 18.2 门诊患者基本药物处方使用占比（延伸） 18.2.1 门诊使用基本药物品种数量 18.2.2 同期门诊使用药品品种数量
应对策略	对于指标说明中"基本药物不包括仅作为药物溶媒使用的葡萄糖、氯化钠等溶液"，用于溶媒使用药品包括《国家基本药物目录（2018 年版）》中的0.9％氯化钠注射液（100ml、250ml、500ml、1000ml）、葡萄糖氯化钠注射液（100ml、250ml、500ml）和 5％、10％葡萄糖注射液（100ml、250ml、500ml、1000ml）。以上药品若用于补液等用途，而非溶媒作用，则应纳入统计。 《国家基本药物目录（2018 版）》关于"基本药物"完整的概念包含化学药品和生物制剂、中成药和中药饮片；但在实际工作中由于中药饮片统计难度较大，操作有困难，因此，《2021 年度三级公立医院绩效考核问题答疑》（以下简称"答疑"）指出，可以暂时不用统计。 对于延伸指标，为充分体现基本药物使用情况，该指标中分子和分母中药品品种数量都是需要累计计算的，因此是患者的相同基本药物品种数不去重，即品种数累计相加的总和。另外，关于国家基本药物品种数量统计，考虑到指标数据的准确性和医院具体操作等相关问题，答疑指出药品品种数量以药品品规进行计算，剂型、规格不同的药品，按不同品种分别计算。 2022 年新增延伸指标，原指标考察的是在考核周期内医院"有多少人"使用了基本药物。新增加的延伸指标，考察了在考核周期内医院"有多少次"使用了基本药物。延伸指标的数据将更加直接、准确地反映医院基本药物使用情况，同时也体现了国家政策要求增加基本药物使用占比的导向性。通过延伸指标的设立，可以进一步引导医院在诊疗过程中，优先使用基本药物。 根据分析情况通报，2020 年门诊患者基本药物处方占比为 54.50％，较 2019年有所增长。想要提升延伸指标的成绩，不仅需要提高分子的数值，即基本药物使用品种数，同时也要控制分母的总数，其核心是做好医院药品目录的管理工作，提高医院药品目录的质量。医院药品目录的"1+N"模式中，不仅要管理基本药物这个"1"，也要充分论证药品目录中非基本药物的"N"

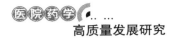

高质量发展研究

表 4-7 住院患者基本药物使用率

指标序号	19	指标名称	住院患者基本药物使用率
指标属性	定量指标		
计量单位	百分比（%）		
指标定义	考核年度出院患者在住院期间医嘱中使用基本药物的总人次数占同期出院总人次数的比例		
计算方法	住院患者基本药物使用率 $=\dfrac{出院患者使用基本药物总人次数}{同期出院总人次数}\times100\%$ 延伸指标： 住院患者基本药物使用占比 $=\dfrac{出院患者使用基本药物品种数量}{同期住院使用药品品种数量}\times100\%$		
指标说明	分子：出院患者使用基本药物总人次数按人数统计，同一出院患者在一次住院期间的医嘱中只要含有一种及以上基本药物，按1人统计，含出院带药。 分母：同期出院总人次数即出院人数，不包括未使用药物的出院患者。 延伸指标：考核年度出院患者在住院期间医嘱中使用基本药物品种数量占同期住院使用药品品种数量的比例。分子为出院患者使用基本药物品种数量，按全部出院患者住院医嘱中累计使用的基本药物品种数量统计。分母为住院使用药品品种数量，按同期全部出院患者住院医嘱中累计使用药品品种数量统计，不包括出院患者在住院期间未使用药物者。 住院期间医嘱（含出院带药）所使用的基本药物不包括仅作为药物溶媒使用的葡萄糖、氯化钠等溶液		
指标意义	参见指标"门诊患者基本药物处方占比"		
指标导向	逐步提高		
指标来源	医院填报		
修订情况	增设延伸指标："住院患者基本药物使用占比" 依据延伸指标内容补充修订计算方法和指标说明		
系统填报数据	19.1 住院患者基本药物使用率 19.1.1 出院患者使用基本药物总人次数 19.1.2 同期出院总人次数 19.2 住院患者基本药物使用占比 19.2.1 出院患者使用基本药物品种数量 19.2.2 同期住院使用药品品种数量		

应对策略	对于指标说明中"基本药物不包括仅作为药物溶媒使用的葡萄糖、氯化钠等溶液"，这类药品若用于补液等用途，而非溶媒作用，则应纳入统计。 《国家基本药物目录（2018版）》关于"基本药物"完整的概念包含化学药品和生物制剂、中成药和中药饮片；但在实际工作中由于中药饮片统计难度较大，操作有困难，因此，《2021年度三级公立医院绩效考核问题答疑》（以下简称"答疑"）指出，可以暂时不用统计。 对于延伸指标，为充分体现基本药物使用情况，该指标中分子和分母中药品品种数量都是需要累计计算的，因此是患者的相同基本药物品种数不去重，即品种数累计相加的总和。另外，关于国家基本药物品种数量统计，考虑到指标数据的准确性和医院具体操作等相关问题，答疑指出药品品种数量以药品品规进行计算，剂型、规格不同的药品，按不同品种分别计算。 2022年新增延伸指标，原指标考察的是在考核周期内医院"有多少人"使用了基本药物。新增加的延伸指标考察了在考核周期内医院"有多少次"使用了基本药物。延伸指标的数据将更加直接、准确地反映医院基本药物使用情况，同时也体现了国家政策要求增加基本药物使用占比的导向性。通过延伸指标的设立，可以进一步引导医院在诊疗过程中，优先使用基本药物。 根据分析情况通报，2020年住院患者基本药物处方占比为95.63%，较2019年有所增长。想要提升延伸指标的成绩，不仅需要提高分子的数值，即基本药物使用品种数，同时也要控制分母的总数，其核心是做好医院药品目录的管理工作，提高医院药品目录的质量。医院药品目录的"1+N"模式中，不仅要管理基本药物这个"1"，也要充分论证药品目录中非基本药物的"N"

表4-8　基本药物采购品种数占比

指标序号	20	指标名称	基本药物采购品种数占比
指标属性	定量指标		
计量单位	百分比（%）		
指标定义	考核年度医院基本药物配备使用品种数量占比及配备使用金额占比		
计算方法	基本药物采购品种数占比=$\frac{医院采购基本药物品种数}{医院同期采购药物品种总数}×100\%$ 国家基本药物配备使用金额占比=$\frac{医院配备使用基本药物品总金额}{医院同期全部药品配备使用总金额}×100\%$		
指标说明	基本药物按照《关于印发国家基本药物目录（2018年版）的通知》（国卫药政发〔2018〕31号）药品通用名进行统计。 分子1：医院采购基本药物品种数依据医院配备使用基本药物品种总数进行统计，即考核年度医院配备使用的全部基本药物品种总数		

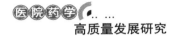

续表

指标说明	分子2：医院配备使用基本药物总金额，为医院配备使用的全部基本药物的金额总和。 分母1：医院同期采购药物品种总数依据同期医院配备使用药品品种总数进行统计，即同期医院配备使用的全部药品品种总数。 分母2：医院同期全部药品配备使用总金额，为医院同期配备使用的全部药品金额总和
指标意义	《国务院办公厅关于完善国家基本药物制度的意见》（国办发〔2018〕88号）明确要求，公立医院对国家基本药物要全面配备优先使用，坚持基本药物主导地位，强化医疗机构基本药物使用管理，以省为单位明确公立医疗机构基本药物使用比例，不断提高医疗机构基本药物使用量。公立医疗机构根据功能定位和诊疗范围，合理配备基本药物，保障临床基本用药需求。药品集中采购平台和医疗机构信息系统应对基本药物进行标注，提示医疗机构优先采购、医生优先使用。《关于加快药学服务高质量发展的意见》（国卫医发〔2018〕45号）要求，鼓励城市医疗集团和县域医疗共同体建立药品联动管理机制，做好基本药物供应保障工作，以全面配备和优先使用基本药物为基础，推进实行统一的药品供应目录，实施统一采购、统一配送。《国务院深化医药卫生体制改革领导小组印发关于以药品集中采购和使用为突破口进一步深化医药卫生体制改革的若干政策措施的通知》（国医改发〔2019〕3号）再一次强调坚持基本药物主导地位，推动优化用药结构。加强对国家组织集中采购中选药品、同一通用名未中选药品、中选药品可替代品种的配备使用监测。2020年6月底前，制定实施合理用药监测指标体系，定期公布监测情况，推进实施医师约谈制度。《国务院办公厅关于进一步做好短缺药品保供稳价工作的意见》（国办发〔2019〕47号）要求通过加强用药监管和考核、指导督促医疗机构优化用药目录和药品处方集等措施，促进基本药物优先配备使用，提升基本药物使用占比，并及时调整国家基本药物目录，逐步实现政府办基层医疗卫生机构、二级公立医院、三级公立医院基本药物配备品种数量占比原则上分别不低于90%、80%、60%，推动各级医疗机构形成以基本药物为主导的"1+X"（"1"为国家基本药物目录、"X"为非基本药物，由各地根据实际确定）用药模式，优化和规范用药结构。加强医疗机构用药目录遴选、采购、使用等全流程管理，推动落实"能口服不肌注、能肌注不输液"等要求，促进科学合理用药。 《国家卫生健康委办公厅关于做好医疗机构合理用药考核工作的通知》（国卫办医函〔2019〕903号）要求，合理用药考核的重点内容应当包括公立医疗机构国家基本药物配备使用情况；加强考核结果运用，医疗机构应当根据考核中发现的问题持续改进工作，不断提高合理用药水平。地方各级卫生健康行政部门要将合理用药考核结果纳入医疗机构绩效考核内容，并与医疗机构校验、医院评审、评价相结合
指标导向	逐步提高
指标来源	省级招采平台（目前暂由医院填报）
修订情况	完善指标计算公式 修订指标说明 新增指标意义中文件

系统填报数据	20.1 基本药物采购品种数占比 20.1.1 医院采购基本药物品种数 20.1.2 医院同期采购药物品种总数 20.2 国家基本药物配备使用金额占比 20.2.1 医院配备使用基本药物总金额 20.2.2 医院同期全部药品配备使用总金额
应对策略	对于"配备使用金额"的解读，答疑明确指出应为医院实际使用药品的金额，而非采购金额，更能反映基本药物的使用情况。其余关于"基本药物"的说明参照指标"门诊患者基本药物处方占比"

表 4-9　国家组织药品集中采购中标药品使用比例

指标序号	21	指标名称	国家组织药品集中采购中标药品使用比例
指标属性	定量指标		
计量单位	百分比（%）		
指标定义	考核年度国家组织药品集中采购中标药品用量与同期医疗机构同种药品用量的比例		
计算方法	国家组织药品集中采购中标药品使用比例$=\dfrac{\text{中标药品用量}}{\text{同种药品用量}}\times100\%$ 延伸指标： 国家组织药品集中采购中标药品完成比例$=\dfrac{\text{中标药品采购完成品种数}}{\text{中选药品品总数}}\times100\%$		
指标说明	国家组织药品集中采购参阅《国务院办公厅关于推动药品集中带量采购工作常态化制度化开展的意见》（国办发〔2021〕2 号）。 分子：中标药品用量以中选药品采购量计算，即考核年度医院采购的国家组织药品集中采购中标药品的采购量之和。中标后的产品方可进入医院销售。 分母：同种药品用量以同期集采同通用名药品采购量计算，即包含国家组织药品集中采购的同通用名药品的中标药品和非中标药品采购量之和。 延伸指标：分子为考核年度医院完成国家组织药品集中采购的中标药品带量购销合同量的品种数。分母为同期医院应完成国家组织药品集中采购的中标药品带量购销合同量的品种数。 该指标仅考核实施国家组织药品集中采购的医院		

指标意义	《国务院办公厅关于完善公立医院药品集中采购工作的指导意见》（国办发〔2015〕7号）明确，医院使用的所有药品（不含中药饮片）均应通过省级药品集中采购平台采购。 《国务院办公厅关于印发国家组织药品集中采购和使用试点方案的通知》（国办发〔2019〕2号）提出，通过国家组织药品集中采购和使用实现药价明显降低，减轻患者药费负担；降低企业交易成本，净化流通环境，改善行业生态；引导医疗机构规范用药，支持公立医院改革；探索完善药品集中采购机制和以市场为主导的药品价格形成机制。《国家卫生健康委办公厅关于做好国家组织药品集中采购中选药品临床配备使用工作的通知》（国卫办医函〔2019〕77号）要求，公立医疗机构要配备和合理使用中选药品，切实保证用量。《关于国家组织药品集中采购和使用试点扩大区域范围的实施意见》（医保发〔2019〕56号）、《国家卫生健康委办公厅关于进一步做好国家组织药品集中采购中选药品配备使用工作的通知》（国卫办医函〔2019〕889号）指出将国家组织药品集中采购和使用试点区域范围从"4+7"个城市扩大到全国范围。 《国家卫生健康委办公厅关于做好医疗机构合理用药考核工作的通知》（国卫办医函〔2019〕903号）要求，合理用药考核的重点内容应当包括公立医疗机构国家组织药品集中采购中选品种配备使用情况；加强考核结果运用，医疗机构应当根据考核中发现的问题持续改进工作，不断提高合理用药水平。地方各级卫生健康行政部门要将合理用药考核结果纳入医疗机构绩效考核内容，并与医疗机构校验、医院评审、评价相结合
指标导向	逐步提高
指标来源	医院填报（其中延伸指标请医院依据省级招采平台显示的情况进行填报）
修订情况	更新脚注、增设延伸指标 依据延伸指标内容补充修订计算方法和指标说明 修订指标来源、指标解释。原指标从金额占比调整为数量占比的几何平均值
系统填报数据	21.1 国家组织药品集中采购中标药品使用比例 21.1.1 中标药品用量 21.1.2 同种药品用量 21.2 国家组织药品集中采购中标药品完成比例 21.2.1 中标药品采购完成品种数 21.2.2 中标药品品种总数

应对策略	该指标统计的是国家集采药品，暂不统计省级和省际联盟集中采购药品。 在统计"中标药品用量"时，应以中标药品采购量计算，其中延伸指标请医院依据省级招采平台显示的情况进行填报。对于"国家组织药品集中采购中标药品完成比例"。分子统计内容应为集采购销合同截止时间在考核年度 1 月 1 日至 12 月 31 日内，并统计完整集采考核周期的中标药品用量；分母统计该完整集采考核周期的同种药品中标药品和非中标的用量之和。 每种药品需要按照国家集采中标药品最小规格（与中标药品不同规格的，按中标药品最小规格折算），来计算每种中标药品使用比例。因此，国家组织药品集中采购中标药品使用比例是全部中标药品使用比例的几何平均值，公式如下： $$中标药品\ i\ 使用比例 = \frac{中标药品\ i\ 采购量}{同期集采药品\ i\ 采购量} \times 100\%$$ $$国家组织药品集中采购中标药品使用比例 =$$ $$\sqrt[n]{中标药品\ 1\ 使用比例 \times 中标药品\ 2\ 使用比例 \times \cdots \times 中标药品\ n\ 使用比例}$$ 此次添加的延伸指标，用中标药品采购完成品种数比中标药品品种总数，考察国家组织药品集中采购中标药品完成比例。不仅要求医院采购和使用中标药品，还要求医院要按照集采带量的要求，完成带量目标。理论上应该是 100% 完成，但实际情况中，考虑到任务数量不同，管理难度亦大有差异，因此会对医疗机构完成比例和任务数量综合考核

表 4-10　每百张病床药师人数

指标序号	26	指标名称	每百张病床药师人数
指标属性	定量指标		
计量单位	人		
指标定义	考核年度每百张实际开放床位拥有药师人数		
计算方法	$每百张病床药师人数 = \dfrac{医院药师（包括药剂师和临床药师）}{医院实际开放床位数} \times 100\%$		
指标说明	分子：医院药师（包括药剂师和临床药师）总人数是指与医院有劳动人事关系的主任药师、副主任药师、主管药师、药师和药士人数之和。 分母：《2021 国家卫生健康统计调查制度》对该指标定义如下，医院实际开放床位数即实有床位数，指年底固定实有床位，包括正规床、简易床、监护床、超过半年加床、正在消毒和修理的床位、因扩建或大修而停用的床位，不包括产科新生儿床、接产室待产床、库存床、观察床、临时加床和病人家属陪侍床		

指标意义	《关于印发〈医疗机构药事管理规定〉的通知》（卫医政发〔2011〕11号）和《关于加快药学服务高质量发展的意见》（国卫医发〔2018〕45号）等文件要求，医疗机构应当根据本机构性质、任务、规模配备适当数量临床药师，三级医院临床药师不少于5名。各医疗机构要按照规定配备临床药师，逐步实现药学服务全覆盖，临床药师为门诊和住院患者提供个性化的合理用药指导。医疗机构应强化临床药师配备，增加医院药师队伍的数量，提升药学服务能力，不断健全医院药学持续发展机制。药师积极参与临床治疗、用药监测与评估，提供用药医嘱审核，参与治疗方案制订以及疑难复杂疾病多学科诊疗过程，指导精准用药；鼓励药师开设药学门诊，为患者提供用药咨询和指导；同时鼓励医疗联合体内，将二级以上医疗机构药师纳入家庭医生签约服务团队，开展药学服务。在新型冠状病毒感染防控新常态下，还要求医院药师积极开展"互联网＋药学服务"，以实体医疗机构内的药师为主体，积极提供在线药学咨询、指导患者合理用药
指标导向	监测比较
指标来源	医院填报
修订情况	更新脚注
系统填报数据	26.1 医院药师（包括药剂师和临床药师）总人数 26.1.1 其中：临床药师人数 26.2 医院实际开放床位数
应对策略	药师人数包含药士，不少于本机构卫生专业技术人员的8%；副高级以上药学专业技术职称任职资格人员，应当不低于13%，教学医院应当不低于15%。三级医院每百张病床临床药师不少于5名，二级医院不少于3名

表 4-11　辅助用药收入占比

指标序号	32	指标名称	辅助用药收入占比
指标属性	定量指标		
计量单位	百分比（%）		
指标定义	考核年度医院辅助用药收入占同期药品总收入百分比		
计算方法	$辅助用药收入占比 = \dfrac{辅助用药收入}{药品收入} \times 100\%$		
指标说明	辅助用药收入指第一批国家重点监控合理用药药品目录（化药及生物制品）公布的20种药品的收入。 分子：考核年度辅助用药收入。 分母：药品总收入包括门/急诊、住院药品收入		

指标意义	《关于做好辅助用药临床应用管理有关工作的通知》（国卫办医函〔2018〕1112 号）指出，加强辅助用药临床应用管理是落实深化医药卫生体制改革任务、控制公立医院医疗费用不合理增长的明确要求，也是减轻患者看病就医负担、维护人民健康权益的重要举措。《关于印发第一批国家重点监控合理用药药品目录（化药及生物制品）的通知》（国卫办医函〔2019〕558 号）要求，各级卫生健康行政部门、中医药主管部门和各医疗机构要建立完善药品临床使用监测和超常预警制度，加强药品临床使用监测和绩效考核
指标导向	监测比较
指标来源	医院填报
修订情况	2022 年版无修订
系统填报数据	32.1 辅助用药收入 32.2 药品总收入
应对策略	20 种第一批国家重点监控合理用药药品目录：神经节苷脂、脑苷肌肽、奥拉西坦、磷酸肌酸钠、小牛血清去蛋白、前列地尔、曲克芦丁脑蛋白水解物、复合辅酶、丹参川芎嗪、转化糖电解质、鼠神经生长因子、胸腺喷丁、核糖核酸Ⅱ、依达拉奉、骨肽、脑蛋白水解物、核糖核酸、长春西丁、小牛血去蛋白提取物、马来酸桂哌齐特。 根据分析情况通报，2020 年辅助用药（依据第一批国家重点监控合理用药药品目录计算）收入占比为 1.72%，较 2019 年下降 2.70 个百分点

表 4—12　门诊次均药品费用增幅▲

指标序号	39	指标名称	门诊次均药品费用增幅
指标属性	定量指标，国家监测指标		
计量单位	百分比（%）		
指标定义	考核年度门/急诊患者次均药品费用与上一年度次均药品费用之差与上一年度次均药品费用的比值。		
计算方法	门诊次均药品费用增幅= $\dfrac{\text{本年度门诊患者次均药品费用}-\text{上一年度门诊患者次均药品费用}}{\text{上一年度门诊患者次均药品费用}}\times100\%$ 门诊患者次均药品费用=$\dfrac{\text{门诊药品收入}}{\text{门诊人次数}}\times100\%$ 延伸指标： 剔除有关项后的门诊次均药品费用增幅= $\dfrac{\text{本年度剔除有关项后的门诊次均药品费用}-\text{上一年度剔除有关项后的门诊次均药品费用}}{\text{上一年度剔除有关项后的门诊次均药品费用}}\times100\%$		

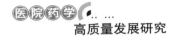

高质量发展研究

续表

指标说明	门诊患者次均药品费用指考核年度门/急诊患者平均每次就诊药费,简称门诊次均药费。 延伸指标:剔除有关项后的门诊次均药品费用增幅。用于反映剔除散装中药饮片、小包装中药饮片、中药配方颗粒剂、医疗机构中药制剂、罕见病用药收入,长期处方产生的药品收入,以及纳入国家医保目录中谈判类药物收入后的门诊次均药品费用增幅情况。具体剔除方式详见填报模板
指标意义	患者次均药品费用增幅是衡量患者药品费用负担水平及其增长情况的重要指标,包含门诊次均药品费用增幅和住院次均药品费用增幅。医疗收入增幅用于反映医院医疗费用年度总体增长情况。《国务院关于印发"十三五"深化医药卫生体制改革规划的通知》(国发〔2016〕78号)及《关于全面推开公立医院综合改革工作的通知》(国卫体改发〔2017〕22号)要求,到2017年,全国公立医院医疗费用增长幅度力争降到10%以下;到2020年,增长幅度稳定在合理水平。《关于印发进一步规范医疗行为促进合理医疗检查的指导意见的通知》(国卫医发〔2020〕29号)要求加快建立多元复合式医保支付方式,引导医疗机构主动控制成本,合理检查、合理用药、合理治疗,控制医疗费用不合理增长。《关于印发长期处方管理规范(试行)的通知(国卫办医发〔2021〕17号)》规定长期处方产生的药品费用不纳入门诊次均费用、门诊药品次均费用考核
指标导向	逐步降低
指标来源	医院填报、财务年报表
修订情况	增设延伸指标 依据延伸指标内容补充修订计算方法和指标说明 更新指标来源
系统填报数据	39.1门诊次均药品费用增幅 39.1.1门诊患者次均药品费用 39.1.1.1门诊药品收入 39.1.1.2门诊人次数 39.2剔除有关项后的门诊次均药品费用增幅 39.2.1剔除有关项后的门诊次均药品费用 39.2.1.1剔除有关项后的门诊药品收入
应对策略	根据分析情况通报,2020年门诊次均药品费用增幅按可比价格计算为4.84%。对于延伸指标,剔除内容进行了扩展,剔除的项目内容,涉及中药饮片颗粒、罕见病药品、长处方药品及谈判类药品的收入。增加医疗收入增幅的剔除项有利于促进中医药使用,解决罕见病用药需求,满足特殊情况下长期用药需求。从大力发展中医药的角度来看,剔除散装中药饮片、小包装中药饮片、中药配方颗粒剂、医疗机构中药制剂对医疗收入增幅的影响,将提升医院使用中医药的意愿,响应了大力发展中医、中西医结合诊疗的政策方针。从促进罕见病诊疗角度来看,罕见病用药大多比较昂贵,且能够诊治罕见病的医院大多是大型三级医院,衡量医院医疗收入增幅时将罕见病用药收入剔除,可以使大型三级医院在罕见病治疗用药时减少后顾之忧,满足罕

| 应对策略 | 见病患者治疗的用药需求。谈判类药品收入的剔除也是如此，以往为了控制医疗收入增幅，谈判类药品的使用也有受到限制的情况，将谈判类药品剔除，也可以满足患者用药需求。此外，国家推进长期处方使用，可以减少慢性病患者出入医院次数，降低交叉感染的风险，同时有利于合理使用医疗资源 |

注：指标中的"▲"为国家监测指标。

表 4－13　住院次均药品费用增幅▲

指标序号	41	指标名称	住院次均药品费用增幅
指标属性	定量指标，国家监测指标		
计量单位	百分比（％）		
指标定义	考核年度出院患者次均药品费用与上一年度出院患者次均药品费用之差与上一年度出院患者次均药品费用的比值		
计算方法	住院次均药品费用增幅＝$\dfrac{\text{本年度出院患者次均药品费用}-\text{上一年度出院患者次均药品费用}}{\text{上一年度出院患者次均药品费用}}\times100\%$ 出院患者次均药品费用＝$\dfrac{\text{出院患者药品费用}}{\text{出院人次数}}\times100\%$ 延伸指标： 剔除有关项后的住院次均药品费用增幅＝$\dfrac{(\text{本年度剔除有关项后的住院次均药品费用}-\text{上一年度剔除有关项后的住院次均药品费用})}{\text{上一年度剔除有关项后的住院次均药品费用}}\times100\%$		
指标说明	出院患者次均药品费用指考核年度出院患者平均每次住院的药品费用，简称住院次均药品费用。 延伸指标：剔除有关项后的住院次均药品费用增幅。用于反映剔除散装中药饮片、小包装中药饮片、中药配方颗粒剂、医疗机构中药制剂、罕见病用药收入以及纳入国家医保目录中谈判类药物收入后的住院次均药品费用增幅情况。具体剔除方式详见填报模板		
指标意义	患者次均药品费用增幅是衡量患者药品费用负担水平及其增长情况的重要指标，包含门诊次均药品费用增幅和住院次均药品费用增幅。参见指标"门诊次均药品费用增幅"		
指标导向	逐步降低		
指标来源	医院填报、财务年报表		
修订情况	增设延伸指标 依据延伸指标内容补充修订计算方法和指标说明 更新指标来源		

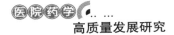

系统填报数据	41.1 住院次均药品费用增幅 41.1.1 出院患者次均药品费用 41.1.1.1 出院患者药品费用 41.1.1.2 实际占用总床日数 41.1.1.3 出院者占用总床日 41.1.1.4 出院人数 41.2 剔除有关项后的住院次均药品费用增幅 41.2.1 剔除有关项后的住院次均药品费用 41.2.1.1 剔除有关项后的出院患者药品费用
应对策略	根据分析情况通报，2020 年住院次均药品费用增幅按可比价格计算为1.97%。对于延伸指标，剔除内容进行了扩展，剔除的项目内容，涉及中药饮片颗粒、罕见病药品、长处方药品及谈判类药品的收入。增加医疗收入增幅的剔除项有利于促进中医药使用，解决罕见病用药需求，满足疫情下长期用药需求。从大力发展中医药的角度来看，剔除散装中药饮片、小包装中药饮片、中药配方颗粒剂、医疗机构中药制剂对医疗收入增幅的影响，将提升医院使用中医药的意愿，响应了大力发展中医、中西医结合诊疗的政策方针。从促进罕见病诊疗角度来看，罕见病用药大多比较昂贵，且能够诊治罕见病的医院大多是大型三级医院，衡量医院医疗收入增幅时将罕见病用药收入剔除，可以使大型三级医院在罕见病治疗用药时减少后顾之忧，满足罕见病患者治疗的用药需求。谈判类药品收入的剔除也是如此，以往为了控制医疗收入增幅，谈判类药品的使用也有受到限制的情况，将谈判类药品剔除，也可以满足患者用药需求。此外，国家推进长期处方使用，可以减少慢性病患者出入医院次数，降低交叉感染的风险，同时有利于合理使用医疗资源

注：指标中的"▲"为国家监测指标。

二、三级公立医院绩效考核的药学相关指标的修订

随着医院绩效考核工作的深入，操作手册也进行了不断修订和完善。2022年 4 月，国家卫健委发布了《国家三级公立医院绩效考核操作手册（2022版）》。对于药学指标，在非国家监测指标 18（门诊患者基本药物处方占比）、19（住院患者基本药物使用率）、21（国家组织药品集中采购中标药品使用比例）原有内容上新增延伸指标，为各省对省内医院开展考核提供了更细致的参考。此次修订还在指标 37（医疗收入增幅）延伸指标中剔除有关项后的医疗收入增幅的基础上，增加了剔除项内容，并将剔除项应用于指标 38（门诊次均费用增幅）、39（门诊次均药品费用增幅）、40（住院次均费用增幅）、41（住院次均药品费用增幅），具体见表 4-14。

表 4-14 三级公立医院绩效考核药学相关指标的修订情况

指标编号	相关指标	2022 版与 2020 修订版对比	2023 版修订
16	点评处方占处方总数的比例	无修订	无修订
17	抗菌药物使用强度（DDDs）▲	1. 新增指标说明；增加 "CMI 校正" 2. 新增指标意义中文件	无修订
18	门诊患者基本药物处方占比	1. 增设延伸指标；"门诊患者基本药物处方使用占比" 2. 依据延伸指标内容补充修订计算方法和指标说明	1. 修订脚注：基本药物按照《国家基本药物目录—2018 年版》药品进行统计，药品包括化学药品和生物制品、中成药和中药饮片三部分。 2. 新增指标说明：考虑在实际工作中由于中药饮片统计难度较大，因此本考核年度在计算本指标时，暂不统计中药饮片。本原则适用于指标 18~20
19	住院患者基本药物使用率	1. 增设延伸指标；"住院患者基本药物使用占比" 2. 依据延伸指标内容补充修订计算方法和指标说明	修订脚注：临时医嘱按条目累计计算，长期医嘱按照药品执行的品种数累计计算
20	基本药物采购品种数占比	1. 完善指标计算公式 2. 修订指标说明 3. 新增指标意义中文件	修订指标说明：在计算基本药物采购品种数占比和国家基本药物配备使用金额占比时，均不包括药物溶媒，如葡萄糖、氯化钠等溶液
21	国家组织药品集中采购中标药品使用比例	1. 更新脚注、增设延伸指标 2. 依据延伸指标内容补充修订计算方法和指标说明 3. 修订指标来源、指标解释。原指标从金额占比调整为数量占比的几何平均值	1. 修订指标说明。 2. 修订延伸指标：分子统计内容为集采购销协议截止时间在本考核年度 1 月 1 日-12 月 31 日内，统计完整集采协议周期内医院完成的中选药品带量购销协议用量的品种数。分母为同期医院应完成国家组织药品集中采购的中选药品带量购销协议用量的品种数
26	每百张病床药师人数	更新脚注	无修订

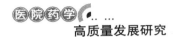

高质量发展研究

续表

指标编号	相关指标	2022 版与 2020 修订版对比	2023 版修订
39	门诊次均药品费用增幅▲	1. 增设延伸指标 2. 依据延伸指标内容补充修订计算方法和指标说明 3. 更新指标来源	无修订
41	住院次均药品费用增幅▲	1. 增设延伸指标 2. 依据延伸指标内容补充修订计算方法和指标说明 3. 更新指标来源	无修订

注：指标中的"▲"为国家监测指标。

（何金汗　王雪彦　陈力）

第五节　二级公立医院绩效考核中药学相关指标

二级公立医院绩效考核中药学相关指标和具体内容见表 4－15 至表 4－19。

表 4－15　抗菌药物使用强度（DDDs）

指标序号	6	指标名称	抗菌药物使用强度（DDDs）
指标属性	定量指标，国家监测指标		
计量单位	DDD		
指标定义	考核年度通过成人抗菌药物的平均日剂量（DDDs），分析评价抗菌药物使用强度。DDD 作为用药频度分析单位，不受治疗分类、剂型和不同人群的限制		
计算方法	抗菌药物使用强度（DDDs）$= \dfrac{本年度住院患者抗菌药物消耗量（累计 DDD 数）}{同期收治患者人天数}$ $\times 100\%$ 同期收治患者人天数 ＝出院患者人次数×出院患者平均住院天数		
指标说明	见三级公立医院绩效考核指标中"抗菌药物使用强度（DDDs）"		
指标意义	住院患者抗菌药物使用强度（DDDs）用于衡量医院合理用药的管理水平，可反映不同年度的用药动态和用药结构，某抗菌药物 DDDs 大，说明用药频度高，用药强度大，对该药的选择倾向性大		

140

指标导向	逐步降低
指标来源	医院填报。同期收治患者人天数来源于统计年报中的"实际占用总床日数"
应对策略	二级综合医院住院患者抗菌药物使用强度不超过40DDDs，口腔医院不超过40DDDs，肿瘤医院不超过30DDDs，儿童医院不超过20DDDs（按照成人规定日剂量标准计算），精神病医院不超过5DDDs，妇产医院（妇幼保健院）不超过40DDDs。国家将统一用CMI值对完成值校正。 根据《国家卫生健康委办公厅关于2020年度全国二级公立医院绩效考核国家监测分析情况的通报》，2020年二级公立医院抗菌药物使用强度为39.39DDDs，较2019年下降1.57DDDs，达到综合医院住院患者抗菌药物使用强度不超过40DDDs的要求，抗菌药物使用强度超过40DDDs的综合医院比例与2019年相比基本持平

表4-16 基本药物采购金额占比

指标序号	7	指标名称	基本药物采购金额占比
指标属性	定量指标		
计量单位	百分比（%）		
指标定义	考核年度医院基本药物采购金额数占医院同期采购药物金额总数的比例		
计算方法	基本药物采购金额占比$=\dfrac{\text{医院采购基本药物金额数}}{\text{医院同期采取药物金额总数}}\times100\%$ 延伸指标1： 基本药物采购品种数占比$=\dfrac{\text{医院采购基本药物品种数}}{\text{医院同期采购药物品种总数}}\times100\%$ 延伸指标2： 门诊患者基本药物处方使用占比$=\dfrac{\text{门诊使用基本药物品种数量}}{\text{同期门诊使用药品品种数量}}\times100\%$ 延伸指标3： 住院患者基本药物使用占比$=\dfrac{\text{出院患者使用基本药物品种数量}}{\text{同期住院使用药品品种数量}}\times100\%$		
指标说明	基本药物按照《关于印发国家基本药物目录（2018年版）的通知》（国卫药政发〔2018〕31号）的药品品规进行统计，不包括仅作为药物溶媒使用的葡萄糖、氯化钠等溶液。 分子为本年度考核医院采购基本药物金额数，指医院配备使用的全部基本药物的金额总和；分母为医院同期采购药物金额总数，指为医院同期配备使用的全部药品金额总和。 延伸指标1：考核年度医院配备使用的基本药物占同期医院配备的全部药品品种数的比例。分子指在本考核年度医院配备使用的全部基本药物品种总数。分母指在本考核年度，医院配备使用的全部药品品种总数		

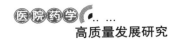

指标说明	延伸指标2：考核年度门诊患者处方中使用基本药物品种数量占同期门诊使用药品品种数量的比例。分子为门诊使用基本药物品种数量，按全部门诊处方中累计使用的基本药物品种数量统计。分母为门诊使用药品品种数量，按同期全部门诊处方累计使用药品品种数量统计，不包括急诊患者、健康体检者及未开具药物处方患者。 延伸指标3：考核年度出院患者在住院期间医嘱中使用基本药物品种数量占同期住院使用药品品种数量的比例。分子为出院患者使用基本药物品种数量，按全部出院患者住院医嘱中累计使用的基本药物品种数量统计。分母为住院使用药品品种数量，按同期全部出院患者住院医嘱中累计使用药品品种数量统计，不包括出院患者在住院期间未使用药物者
指标意义	《国务院办公厅关于完善国家基本药物制度的意见》（国办发〔2018〕88号）明确要求，公立医院对国家基本药物要全面配备优先使用，坚持基本药物主导地位，强化医疗机构基本药物使用管理，以省为单位明确公立医疗机构基本药物使用比例，不断提高医疗机构基本药物使用量。公立医疗机构根据功能定位和诊疗范围，合理配备基本药物，保障临床基本用药需求。药品集中采购平台和医疗机构信息系统应对基本药物进行标注，提示医疗机构优先采购、医生优先使用。《关于加快药学服务高质量发展的意见》（国卫医发〔2018〕45号）要求，鼓励城市医疗集团和县域医疗共同体建立药品联动管理机制，做好基本药物供应保障工作，以全面配备和优先使用基本药物为基础，推进实行统一的药品供应目录，实施统一采购、统一配送。《国务院深化医药卫生体制改革领导小组印发关于以药品集中采购和使用为突破口进一步深化医药卫生体制改革的若干政策措施的通知》（国医改发〔2019〕3号）再一次强调坚持基本药物主导地位，推动优化用药结构。加强对国家组织集中采购中选药品、同一通用名未中选药品、中选药品可替代品种的配备使用监测。2020年6月底前，制定实施合理用药监测指标体系，定期公布监测情况，推进实施医师约谈制度。 《国务院办公厅关于进一步做好短缺药品保供稳价工作的意见》（国办发〔2019〕47号）要求通过加强用药监管和考核、指导督促医疗机构优化用药目录和药品处方集等措施，促进基本药物优先配备使用，提升基本药物使用占比，并及时调整国家基本药物目录，逐步实现政府办基层医疗卫生机构、二级公立医院、三级公立医院基本药物配备品种数量占比原则上分别不低于90%、80%、60%，推动各级医疗机构形成以基本药物为主导的"1＋X"（"1"为国家基本药物目录、"X"为非基本药物，由各地根据实际确定）用药模式，优化和规范用药结构。加强医疗机构用药目录遴选、采购、使用等全流程管理，推动落实"能口服不肌注、能肌注不输液"等要求，促进科学合理用药。《国家卫生健康委办公厅关于做好医疗机构合理用药考核工作的通知》（国卫办医函〔2019〕903号）要求，理用药考核的重点内容应当包括公立医疗机构国家基本药物配备使用情况；加强考核结果运用，医疗机构应当根据考核中发现的问题持续改进工作，不断提高合理用药水平。地方各级卫生健康行政部门要将合理用药考核结果纳入医疗机构绩效考核内容，并与医疗机构校验、医院评审、评价相结合
指标导向	逐步提高

指标来源	省级招采平台（本年度由医院填报）
应对策略	二级公立医院基本药物配备品种数量占比原则上不低于80%。根据《国家卫生健康委办公厅关于2020年度全国二级公立医院绩效考核国家监测分析情况的通报》，2020年基本药物采购金额占比提高了1.47个百分点

表4-17　国家组织药品集中采购中标药品金额占比

指标序号	8	指标名称	国家组织药品集中采购中标药品金额占比
指标属性	定量指标		
计量单位	百分比（%）		
指标定义	考核年度国家组织药品集中采购中选药品金额数与同期医疗机构同种药品采购金额总数的比例		
计算方法	国家组织药品集中采购中标药品金额占比 $=\dfrac{\text{中标药品采购金额数}}{\text{同期采购同种药品金额总数}}\times100\%$ 延伸指标： 国家组织药品集中采购中选药品完成比例 $=\dfrac{\text{中选药品采购完成品种数}}{\text{中选药品品种总数}}\times100\%$		
指标说明	国家组织药品集中采购参阅《国务院办公厅关于推动药品集中带量采购工作常态化制度化开展的意见》（国办发〔2021〕2号）。 分子：中标药品采购金额指考核年度医院采购的国家组织集中采购的中选药品金额数之和。 分母：同期采购同种药品金额总数指包含国家组织药品集中采购的中标药品在内的所有同种药品采购金额之和。 延伸指标：分子为考核年度医院完成国家组织药品集中采购的中选药品带量购销合同用量的品种数。分母为同期医院应完成国家组织药品集中采购的中选药品带量购销合同用量的品种数		
指标意义	《国务院办公厅关于印发国家组织药品集中采购和使用试点方案的通知》（国办发〔2019〕2号）提出，通过国家组织药品集中采购和使用实现药价明显降低，减轻患者药费负担；降低企业交易成本，净化流通环境，改善行业生态；引导医疗机构规范用药，支持公立医院改革；探索完善药品集中采购机制和以市场为主导的药品价格形成机制。《国家卫生健康委办公厅关于做好国家组织药品集中采购中选药品临床配备使用工作的通知》（国卫办医函〔2019〕77号）要求，公立医疗机构要配备和合理使用中选药品，切实保证用量。《关于国家组织药品集中采购和使用试点扩大区域范围的实施意见》（医保发〔2019〕56号）、《国家卫生健康委办公厅关于进一步做好国家组织药品集中采购中选药品配备使用工作的通知》（国卫办医函〔2019〕		

指标意义	889 号）指出将国家组织药品集中采购和使用试点区域范围从"4＋7"个城市扩大到全国范围。《国家卫生健康委办公厅关于做好医疗机构合理用药考核工作的通知》（国卫办医函〔2019〕903 号）要求，合理用药考核的重点内容应当包括公立医疗机构国家组织药品集中采购中选品种配备使用情况；加强考核结果运用，医疗机构应当根据考核中发现的问题持续改进工作，不断提高合理用药水平。地方各级卫生健康行政部门要将合理用药考核结果纳入医疗机构绩效考核内容，并与医疗机构校验、医院评审、评价相结合
指标导向	逐步提高
指标来源	医院填报（其中延伸指标请医院依据省级招采平台显示的情况进行填报）
应对策略	参考三级公立医院"国家组织药品集中采购中标药品金额占比"应对策略。根据《国家卫生健康委办公厅关于 2020 年度全国二级公立医院绩效考核国家监测分析情况的通报》，2020 年国家组织药品集中采购中标药品金额占比与 2019 年相比略有下降

表 4－18　重点监控药品收入占比

指标序号	9	指标名称	重点监控药品收入占比
指标属性	定量指标		
计量单位	百分比（％）		
指标定义	考核年度医院重点监控药品收入占同期药品总收入的比例		
计算方法	重点监控药品收入占比＝$\dfrac{\text{重点监控药品收入}}{\text{同期药品总收入}}\times100\%$		
指标说明	分子：本年度重点监控药品收入指按照国家公布的 20 种药品统计的收入之和。 分母：同期药品总收入包括门/急诊、住院药品收入		
指标意义	《关于印发第一批国家重点监控合理用药药品目录（化药及生物制品）的通知》（国卫办医函〔2019〕558 号）要求，各省级卫生健康行政部门和中医药主管部门，在第一批国家重点监控合理用药药品目录基础上，制定省级重点监控合理用药药品目录并公布。各级卫生健康行政部门中医药主管部门和各医疗机构要建立完善药品临床使用监测和超常预警制度，加强药品临床使用监测和绩效考核。重点将纳入目录的药品临床使用情况作为医疗机构及其主要负责人的考核内容		
指标导向	监测比较		
指标来源	医院填报		

应对策略	各医疗机构要建立重点监控合理用药药品管理制度，加强目录内药品临床应用的全程管理。2020 年重点监控药品（依据第一批国家重点监控合理用药药品目录）收入占比为 2.08%，较 2019 年下降 3.55 个百分点。 20 种第一批国家重点监控合理用药药品目录：神经节苷脂、脑苷肌肽、奥拉西坦、磷酸肌酸钠、小牛血清去蛋白、前列地尔、曲克芦丁脑蛋白水解物、复合辅酶、丹参川芎嗪、转化糖电解质、鼠神经生长因子、胸腺喷丁、核糖核酸Ⅱ、依达拉奉、骨肽、脑蛋白水解物、核糖核酸、长春西丁、小牛血去蛋白提取物、马来酸桂哌齐特

表 4−19　次均药品费用增幅

指标序号	22	指标名称	次均药品费用增幅
指标属性	定量指标、国家监测指标		
计量单位	百分比（%）		
指标定义	次均药品费用增幅由门诊和住院两部分构成： 门诊次均药品费用增幅：考核年度门诊患者次均药品费用与上一年同期次均药品费用之差占上一年度门诊患者次均药品费用的比例。 住院次均药品费用增幅：考核年度出院患者次均药品费用与上一年同期次均药品费用之差占上一年度出院患者次均药品费用的比例。		
计算方法	门诊次均药品费用增幅= $\dfrac{\text{本年度门诊患者次均药品费用}-\text{上一年度门诊患者次均药品费用}}{\text{上一年度门诊患者次均药品费用}}\times100\%$ 门诊患者次均药品费用= $\dfrac{\text{门诊药品收入}}{\text{门诊人次数}}\times100\%$ 延伸指标 剔除有关项后的门诊次均药品费用增幅= $\dfrac{(\text{本年度剔除有关项后的门诊次均药品费用}-\text{上一年度剔除有关项后的门诊次均药品费用})}{\text{上一年度剔除有关项后的门诊次均药品费用}}\times100\%$ 住院次均药品费用增幅= $\dfrac{\text{本年度出院患者次均药品费用}-\text{上一年度出院患者次均药品费用}}{\text{上一年度出院患者次均药品费用}}\times100\%$ 出院患者次均药品费用= $\dfrac{\text{出院患者药品费用}}{\text{出院人次数}}\times100\%$ 延伸指标： 剔除有关项后的住院次均药品费用增幅= $\dfrac{(\text{本年度剔除有关项后的住院次均药品费用}-\text{上一年度剔除有关项后的住院次均药品费用})}{\text{上一年度剔除有关项后的住院次均药品费用}}\times100\%$		

指标说明	分子1：门诊患者次均药品费用指考核年度门诊患者平均每次就诊药费，简称门诊次均药费。 分子2：出院患者次均药品费用指考核年度出院患者平均每次住院的药品费用，简称住院次均药品费用。 分母1：门诊人次数为门/急诊总诊疗人次数，包括门/急诊、健康体检人次数等。 分母2：出院人次数指出院人数。 延伸指标：剔除有关项后的门诊、住院次均药品费用增幅。其用于反映剔除散装中药饮片、小包装中药饮片中药配方颗粒剂、医疗机构中药制剂、罕见病用药收入，长期处方产生的药品收入，以及纳入国家医保目录中谈判类药物收入后的门诊、住院次均药品费用增幅情况
指标意义	患者次均药品费用增幅是衡量患者药品费用负担水平及其增长情况的重要指标，包含门诊次均药品费用增幅和住院次均药品费用增幅。医疗收入增幅用于反映医院医疗费用年度总体增长情况。《国务院关于印发"十三五"深化医药卫生体制改革规划的通知》（国发〔2016〕78号）及《关于全面推开公立医院综合改革工作的通知》（国卫体改发〔2017〕22号）要求，到2017年，全国公立医院医疗费用增长幅度力争降到10%以下；到2020年，增长幅度稳定在合理水平。《关于印发进一步规范医疗行为促进合理医疗检查的指导意见的通知》（国卫医发〔2020〕29号）要求加快建立多元复合式医保支付方式，引导医疗机构主动控制成本，合理检查、合理用药、合理治疗，控制医疗费用不合理增长。《关于印发长期处方管理规范（试行）的通知》（国卫办医发〔2021〕17号）规定长期处方产生的药品费用不纳入门诊次均费用、门诊药品次均费用考核
指标导向	逐步降低
指标来源	医院填报、财务年报表
应对策略	延伸指标剔除项为：散装中药饮片、小包装中药饮片、中药配方颗粒剂、中药制剂、罕见病用药收入，长期处方产生的药品收入以及纳入国家医保目录中谈判类药物收入。 长期处方的界定依据《关于印发长期处方管理规范（试行）的通知》（国卫办医发〔2021〕17号）。 纳入国家医保目录中谈判类药物的统计，依据《国家基本医疗保险、工伤保险和生育保险药品目录（2020年）》协议期内谈判药品部分。 2020年二级公立医院门诊和住院次均药品费用按可比价格计算，增幅分别为2.79%、0.42%，较2019年均有所下降

（王雪彦　陈力　李燕）

第六节　公立医院绩效考核中药学相关指标解读及因应对策

一、不同级别公立医院绩效考核的药学指标

三级公立医院绩效考核中药学相关指标有 11 个，二级公立医院绩效考核中药学相关指标有 6 个，体现了国家基本药物公平可及的特性，凸显了公立医院质量、效益准则，指标详见表 4-20。

表 4-20　不同级别公立医院绩效考核的药学指标体系

序号	考核对象	药学考核指标	指标导向
1	三级公立医院	点评处方占处方总数的比例	逐步提高
2		抗菌药物使用强度（DDDs）▲	逐步降低
3		门诊患者基本药物处方占比	逐步提高
4		住院患者基本药物使用率	逐步提高
5		基本药物采购品种数占比 延伸指标：国家基本药物配备使用金额占比	逐步提高
6		国家组织药品集中采购中标药品使用比例	逐步提高
7		每百张病床药师人数	监测比较
8		辅助用药收入占比	监测比较
9		门诊次均药品费用增幅▲	逐步降低
10		住院次均药品费用增幅▲	逐步降低

序号	考核对象	药学考核指标	指标导向
1	二级 公立医院	抗菌药物使用强度（DDDs）▲	逐步降低
2		基本药物采购金额占比 延伸指标1：基本药物采购品种数占比 延伸指标2：门诊患者基本药物处方使用占比 延伸指标3：住院患者基本药物使用占比	逐步提高
3		国家组织药品集中采购中标药品金额比例 延伸指标：国家组织药品集中采购中选药品 完成比例	逐步提高
4		重点监控药品收入占比	监测比较
6		次均药品费用增幅▲	逐步降低

注：指标中加"▲"的为国家监测指标。

二、公立医院绩效考核中药学指标的解读及策略

针对公立医院绩效考核药学相关指标中最重要的两项，即点评处方占处方总数的比例和抗菌药物使用强度（DDDs）进行解读并提出应对的策略。

（一）点评处方占处方总数的比例

1. 指标释义

考核年度点评处方占处方总数的比例。点评处方包括门/急诊处方点评和出院患者住院医嘱点评。该指标导向为逐步提高。

2. 指标计算

点评处方占处方总数的比例＝处方点评数/处方总数×100％

$$点评出院患者医嘱比例 = \frac{出院患者住院医嘱点评数}{同期出院人数} \times 100\%$$

3. 注意事项

（1）处方点评数不等于处方审核数，不得以处方审核数作为处方点评数上报。处方审核是药物发出前的合理性评价，处方点评是药物发出后的合理性再评价，两者本质上并不一致。

（2）点评处方数包括考核年度内点评的门/急诊处方数、住院患者未在医嘱中的处方数和出院带药处方数，不包括出院患者住院医嘱。处方点评包括整

体和专项点评。

（3）出院患者住院医嘱点评数按点评的人数（即病历份数）统计，同一患者在同一次住院期间多个医嘱的点评，按 1 人统计。住院医嘱点评包括整体和专项点评。

（4）处方总数按药房处方数统计，包括门/急诊处方、住院患者未在医嘱中的处方和住院患者出院带药处方。

（5）同期出院人数，不包括住院期间未使用药物的患者。

4. 提升指标策略

（1）达标难点：处方点评量不足、住院医嘱点评量不足。

（2）应对措施：①处方点评量不足，增加常规点评类型，如普通处方点评、抗菌药物处方专项点评、激素处方专项点评、基药处方专项点评、终止妊娠药/促排卵药处方专项点评、动态监测药品处方点评等。同时也可针对临床用药中发现的问题，开展针对专人或专科或某个/类药品的专项点评，不仅提升点评量，还能很好地梳理问题，进而提出解决问题方案，促进门诊用药合理性的持续提升。②住院医嘱点评量不足，增加常规点评类型，如普通医嘱点评、抗菌医嘱点评、质子泵抑制剂医嘱专项点评、中药注射剂医嘱专项点评、辅助用药医嘱专项点评、抗肿瘤药物医嘱专项点评、全身麻醉药医嘱专项点评，同时还可根据配备临床药师的专业范围，增加更多专项点评，如抗凝药物医嘱专项点评、肠内肠外营养制剂专项点评、镇痛药物医嘱专项点评等。以临床问题为导向，增加专项点评类型，如针对使用金额排名前十的抗菌药物、未纳入辅助用药/中药注射剂管理目录进入前十或使用量异常增加的非主要治疗药物（地佐辛、酮咯酸氨丁三醇、复方樟柳碱等），开展针对全院的专项点评，梳理出不合理用药问题突出的科室或医师、主要不合理用药之处，提出整改建议。还要以临床科室诉求为导向，增加专科专项医嘱点评，如某科室申请调整使用强度指标，则可开展针对该科的抗菌药物专项点评，点评合理率高可调整指标，合理率低需要及时整改。医嘱点评的类型应多样，在保证工作量同事，尽可能通过点评发现问题、解决问题，促进全院合理用药水平不断提升。

（二）抗菌药物使用强度（DDDs）

1. 指标释义

考核年度通过成人抗菌药物的平均日剂量（DDDs）分析评价抗菌药物使用强度。DDDs 作为用药频度分析单位，不受治疗分类、剂型和不同人群的限

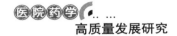

制。该指标导向为逐步降低。

2．指标计算

$$抗菌药物使用强度（DDDs）=\frac{住院患者抗菌药物消耗量（累计\,DDD\,数）}{同期收治患者人天数}\times100$$

$$累计\,DDD\,数=各品种抗菌药物\,DDD\,数之和$$

$$各品种抗菌药物\,DDD\,数=使用数量\times规格/DDD\,值$$

注：DDD 值根据 WHO 官网提供的 ATC/DDD Index 查找。

3．注意事项

（1）住院患者抗菌药物消耗量：指同期出院患者在住院期间抗菌药物的实际消耗量。

（2）累计 DDD 数：仅统计住院患者在院期间抗菌药物使用情况，不包括住院患者出院带药。

（3）同期收治患者人天数：出院者占用总床日数，指所有出院人数的住院床日之和，包括正常分娩、未产出院、住院经检查无病出院、未治出院，以及进行人工流产或绝育手术后正常出院健康者的住院床日数。

（4）由于抗菌药物使用强度（DDDs）受多种因素影响，为使数据尽量具有可比性，通过 CMI 校正。

（5）DDD 值：同一通用名的药物，剂型不同，DDD 值可能不同。

4．提升指标策略

（1）达标难点：累计 DDD 数高。

（2）应对措施。

①数据统计正确，出院带药不纳入 DDD 数计算，注意统计软件后台是否纳入相关数据。

②目录中部分品种同时配备大小两种规格。儿科、慢性肾病患者单次用量普遍偏小，多数医院系统难以统计实际消耗量（医嘱量），常以系统下账量（药房下账药品支数）为准。如 5 岁的化脓性扁桃体炎儿童患者，医嘱开具头孢唑林 0.5g q8h，若医院头孢唑林规格为每支 1g，头孢唑林实际消耗量为 1.5g，系统下账消耗量为 3g，累计 DDD 数将增加 1 倍。因此，对于儿科、肾病科收治患者数较高的医院，可适当引进小规格常用品种以避免系统下账误差引起的 DDD 数虚高。

③对常见感染性疾病制定经验性治疗 SOP。对于一些常见的感染性疾病或内外科都可能收治的感染病种，如社区获得性肺炎、单纯/复杂性尿路感染、

急性胆道感染等，可由临床药学部门牵头，与涉及相关临床科室共同协商制定全院经验性治疗 SOP，在规范经验性治疗的同时，避免不适宜的方案导致疗效不佳、治疗时间延长，增加高级别抗菌药物的消耗。如针对急性胆管炎的经验性治疗，可能消化内科常规方案是三代头孢/喹诺酮类/酶抑制剂复方制剂＋奥硝唑；肝胆外科常规方案为三代头孢/酶抑制剂复方制剂，仅对有厌氧菌感染高危因素的患者才联用奥硝唑或单用酶抑制剂复方制剂。根据 2018 年东京《胆道感染诊疗指南》，社区获得性胆道感染在没有厌氧菌感染高危因素的情况下（胆肠吻合史），无须常规联合抗厌氧菌药物；且根据四川省细菌耐药监测结果，大肠埃希菌对氟喹诺酮类耐药率达 50％以上，因此针对急性胆道感染的经验性治疗不应选用氟喹诺酮类，否则治疗失败率升高。消化内科常规联合奥硝唑方案，日均消耗 DDD 数为肝胆外科的 2 倍；初始经验性治疗选用氟喹诺酮类会导致治疗失败率升高，增加高级别抗菌药物的消耗量，治疗 1 名患者消耗的 DDD 数远高于肝胆外科。规范常见感染性疾病的经验性治疗，对进一步提升抗菌药物的合理使用、降低使用强度非常有必要。

④积极开展临床药师会诊，鼓励抗感染临床药师积极参加全院范围内的感染性疾病普通会诊和疑难病例会诊，从专业层面协助各临床科室尽早控制感染，减少高级别抗菌药物消耗，降低使用强度。

⑤对使用强度指标难以达标的科室开展抗菌药物专项医嘱点评。对屡屡不能达标的临床科室，可先通过大数据统计该科主要使用的抗菌药物，了解科室医师的用药习惯，再抽取该科抗菌药物出院医嘱进行专项点评，明确科室医师共性用药问题，提出合理用药建议，减少不合理用药的消耗，降低使用强度。

⑥对使用量异常增加的抗菌品种开展专项医嘱点评。根据医院抗菌药物月度报表排名前十或住院部异常发药上报情况，及时发现使用量异常增加的抗菌药物品种。先统计全院主要用药科室分布，再随机抽取升高时间段全院范围内的出院医嘱进行专项点评，抽样量以能梳理出问题为准，一般不少于 100 份。梳理重点科室用药存在的问题，针对不同科室情况，提出有针对性、可操作的整改建议，以减少不合理用药情况。例如，随着头孢一、二、三代的全线集采，尚未进入集采的氨苄西林用量陡增，外科不合理地于围手术期应用氨苄西林，内科不合理用于尿路感染、腹腔感染、肺部感染的经验性治疗。根据 CHINET 细菌耐药监测网数据，我国金黄色葡萄球菌产青霉素酶比例近 90％，氨苄西林作为不耐酶青霉素，可视为对金黄色葡萄球菌无效，用于围手术期并不能起到有效的预防作用，引起术后手术部位感染会导致更多、级别更高级的抗菌药物使用。同样，针对大肠埃希菌，氨苄西林耐药率依然接近 90％，意

味着以大肠埃希菌感染为主的尿路感染、腹腔感染、有基础疾病的社区获得性肺炎，在经验性治疗都上不能选用氨苄西林，若治疗失败将导致更多、级别更高级的抗菌药物使用，不仅影响患者治疗，还增加药品负担和使用强度。因此，针对用量异常品种开展专项点评作为抗菌药物动态监测的一种方式，不仅能及时发现临床不合理用药问题，还能有效降低该药的用量，降低使用强度。

⑦了解可替换品种的药代动力学、药效学及使用强度、选用更适宜的抗菌药物。如苯唑西林抗菌谱和抗菌活性与头孢唑林相当，由于其脑脊液穿透率更高，经肝、肾双通道代谢，苯唑西林在颅内感染、肾功能不全患者中较头孢唑林稍显优势。但针对其他部位感染（肺部感染、血流感染、心内膜炎、骨关节感染、皮肤软组织感染），苯唑西林完全可与头孢唑林替换，苯唑西林的 DDD 值为 2g、常规用量为 2g q4～6h，头孢唑林 DDD 值为 3g、常规用量为 2g q8h。针对这些部位感染的治疗，苯唑西林日均消耗 DDD 数为头孢唑林的 2～3 倍，此时选用头孢唑林既能保证疗效，又能降低规范治疗所消耗的 DDD 数。同理，针对超广谱 β－内酰胺酶＋肠杆菌科细菌引起的院内获得性肺炎/腹腔感染（非胆道），经验性选用哌拉西林他唑巴坦的治疗效果优于头孢哌酮舒巴坦。

⑧有效落实相关行政处罚。药学部开展全方位的抗菌药物相关点评，仅能梳理出问题，但能否整改到位，还必须借助于行政手段，因此抗菌药物管理相关的行政处罚，包括使用强度不达标扣款、不合理点评扣款需落实到位，否则不能引起医师重视，事倍功半。当然，处罚是为了持续改进，针对使用强度指标的处罚，可改革模式，按月落实经济处罚，科室年度指标达标则全部返款，不达标者不返款，从而避免临床以季节差异导致指标波动为借口，也能增加临床在合理使用抗菌药物上持续改进的动力。

⑨根据 CMI 校正：更适用于年度使用强度指标的统计。若医院收治疾病 CMI 指数＞1，校正使用强度＝公式计算使用强度/CMI 指数。

（李燕　宿怀玉　李建）

第五章　医院药学高质量发展战略下的成本精细化管理

第一节　医院成本管理概述

本节重点讲解现代医院管理下的医院成本管理理论和成本精细化管理的实质及内涵，从医院和科室成本控制管理角度描述医院基础性业务科室成本精细化管理的目的和意义，旨在提高医院及业务科室的成本精细化管理意识。

一、医院成本管理理论

（一）医院成本概念

通俗意义上讲，成本是指人们在社会生产经营活动过程中所消耗的各种资源的货币表现。从医院经营角度讲，医院成本即指对患者所开展的医疗服务过程中消耗的各种医疗资源的成本价值。医疗资源分为专业性资源和辅助性资源。专业性资源指参与医疗服务过程的医疗人员、医学设备、医用材料、医疗药品等直接资源，辅助性资源指为医疗服务过程提供辅助服务的行政、管理、后勤等间接资源。

（二）医院成本特征

基于产生过程及影响因素，医院成本应具备以下主要特征。

1. 价值性

医院成本的价值性通常指医院在提供医疗服务过程中所产生的成本与其带来的社会和经济效益之间的一种评估。

2. 目的性

医院成本的目的性指医疗服务资源所对应的服务单元或核算对象。

3. 可核算性

医院成本的可核算性指医院成本核算过程中，科室、病种、项目、作业都必须具有可操作性，否则成本对象定义无效。

4. 复杂性

医院成本的复杂性指医疗服务活动涉及的人、财、物等成本要素复杂，如时间维度、团队规模、设备效能、医疗人员水平等均会对成本管理产生影响。

（三）医院成本分类

医院成本常规分类主要有按成本费用及要素分类、按成本发生计入方式分类、按成本形态分类、按成本核算对象分类、按成本核算统计口径分类等几种方式。本书作为非医院成本管理专著，仅对按成本费用及要素分类、按成本发生计入方式分类和按成本形态分类做简要描述，其余分类方式不再赘述。

1. 按成本费用及要素分类

按照财政部 2012 年颁布的《医院财务制度》要求，医院的成本、费用、支出等经济活动项目必须根据医院相应的经济活动内容进行分类记录，其分类涵盖以下 7 大类。

（1）人员经费：医疗服务过程中消耗的工资福利、个人或家庭津贴和补助等，包括工资、津贴、补贴、社保缴费、绩效奖励等项目。

（2）卫生材料费：医疗服务过程中消耗的耗材费用，包括血液、移植器官、麻醉剂、试剂、医用气体等相关费用。

（3）药品费：医疗服务过程中消耗的药品费，包括西药费、中草药和中成药。

（4）固定资产折旧费：按规定提取房屋、设备等资产的折旧费用。房屋结构和设备性质对折旧年限的确定影响较大。

（5）无形资产摊销费：对医疗服务过程中涉及的非实物及非货币性资产按期按规定提取的成本费用，包括医疗专利、著作、商标、医疗软件等资产。

（6）提取医疗风险基金：依据卫生管理政策按医疗业务收入的 $1\text{‰}\sim3\text{‰}$ 计提费用，主要用于医疗风险支出，以及降低医疗机构或患者的风险程度。

（7）其他费用：除上述 6 种之外的成本费用种类繁多，主要包括办公费、咨询费、印刷费、邮寄费、租赁费、劳务费、会议费等。

2. 按成本发生计入方式分类

按成本发生计入方式分类是根据成本发生的因果关系，为揭示其溯源路径而采用的一种分类方式，可分为直接成本和间接成本。

（1）医院直接成本：发生在医疗服务过程中能明确与某种成本核算对象直接相关，且具体涉及各类人员、医学设备、医用耗材及辅助性等项目的成本支出。其计入方式包括直接计入和计算计入。

（2）医院间接成本：发生在医疗服务过程中不能明确与某种成本核算对象有直接关系，需要通过资源或作业动因等参数，以"谁承担谁受益"原则进行分摊方式计入的项目支出，其与直接成本相互对应。

3. 按成本形态分类

按照成本形态，可将成本分为固定成本和变动成本两大类。

（1）医院固定成本：在一定核算期间和业务活动范围内，总额相对固定且不受业务量变化影响的成本。

（2）医院变动成本：在一定核算期间和业务活动范围内，总额与业务量成比例变化的成本。

二、医院成本管理发展历程

成本管理起源于工业革命时代，资本主义"剩余价值"理念实质上就是涵盖成本核算在内的成本管理内容。早期成本管理主要为产品成本、员工薪酬、企业效益的核算服务，其意义和作用有限。迄今为止，成本管理经历了早期、近代、现代、战略4个阶段。早期成本管理注重务实管理；近代成本管理融入了成本管理标准和方法建设；现代成本管理加强了成本预测及决策支持管理；而战略成本管理阶段，已将视角扩展到顾客需求及利益相关的产品生命周期管理，且更加注重企业内部组织管理。

（一）医院成本管理雏形

从国内外医院成本管理发展历史可知，医院成本管理基本借鉴了企业的成本管理方法和经验。从18世纪开始，国外医院的成本管理体系逐渐完善并形成规模应用，主要用来控制医院支出。而早期的国内医院成本管理体系，因当时公立医院由国家财政全额拨款，整个医疗卫生体系不重视成本，故医院成本管理体系非常简陋。

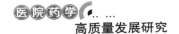

（二）医院成本管理发展过程

1999 年，财政部、卫生部联合发布《医院财务制度》，才真正意义上有了医院成本核算制度，且提出成本分类概念；2001 年 8 月，国家发展计划委员会、卫生部发布《关于印发〈医疗服务项目成本分摊测算办法（试行）〉的通知》（计价格〔2001〕1560 号），明确有条件的医院应开展项目成本核算；2010 年，财政部、卫生部联合发布新版《医院财务制度》，对医院成本核算的内容、规则、方法、范围、对象等形成系统性章节并沿用至今。

（三）医院成本管理发展现状

至 2018 年底，全国公立医院数量达 1.2 万个，民营医疗机构数达 45.9 万个，国民医疗需求得到基本满足。数十年来，在傲人的医疗事业成绩背后也暴露出很多问题，如患者基数大、区域医疗条件差距大、经济不平衡、竞争严峻等。国家深入推进公立医院改革就是以减轻患者经济负担、体现公立医院公益性、提高社会满意度为宗旨的。

在新医改背景下，各医院为促进经营管理的可持续发展，不断加强成本管理意识，建立了完备的成本管理体系。从医院到科室、从科室到分支专业（亚专业）、从医疗服务项目到病种，以及从独立医院到地区医疗机构等不同模式的成本核算体系，均被纳入医疗行业成本管理的全过程。但各地区、各医院的成本管理水平参差不齐，东部沿海地区或国家卫健委管属的大型综合医院的成本管理水平要高得多，而偏远地区或其他小型医院的成本管理水平要低一些。

三、医院成本精细化管理的实质和内涵

医院成本精细化管理是实现医院良好经济运营管理的重要手段，旨在清晰核算医疗资源的分配情况和利用效率，辅助医院管理者在节约医院专业性和辅助性资源、降低医院资源的消耗、提升医院良性循环的健康发展水平和效益等方面做出正确的决策。

医院成本精细化管理包含成本预算、成本核算、成本分析、成本控制、成本评价等环节，每个环节的具体内涵如下。

（一）医院成本预算

医院成本预算是依据财务年度进行医院预算管理的一部分（其他预算包括常规经营收入预算、设备购置预算、重大科研项目预算等）。按医院预算管理

颗粒度要求，医院成本预算通常由医院二级职能管理部门根据本职能部门和其职能负责相关业务者以上年度共同发生的实际成本为依据，再结合下年度的实际业务经营活动安排而进行科学的成本预算编制。

（二）医院成本核算

医院成本核算是根据《医院财务制度》的成本核算管理要求，以权责发生制为原则，采用逐级分摊、分项归集的方式，对行政管理类（含后勤）、医疗辅助类、医疗技术类（含科研和教学）、临床服务类科室当期所发生的实际业务活动费用进行成本核算，并在相应的时间区间内完成医院和科室成本管理的相关统计报表。

（三）医院成本分析

医院成本分析是指在成本核算基础上，根据医院成本管理或其他业务需求而开展的成本数据统计和挖掘分析工作。成本分析通常采用常规分析和专项分析相结合的方式，主要目的是通过分析过程来揭示医院成本发生的过程及规律。常规分析主要采用对比分析和因素分析，专项分析只在发生较大成本影响下才使用。

（四）医院成本控制

医院成本控制是在成本核算和成本分析的基础上，根据成本项目所涉及的业务经营活动分析结果对成本资源进行合理性管控。通常情况下，人们所理解的成本控制是指从节约的目的出发，达到有效降低成本资源的效果，但某些资本性的医疗资源投资行为其实也是实现成本管理的一种方式。

（五）医院成本评价

医院成本评价是推动成本管理有效、直接的方式之一，旨在以评促管和以评促考。在目前的国内成本管理状态下，没有考核就没有管理意识，没有评价就没有改变现状的动力，所以有效的成本评价工作是推动医院成本管理的有力举措。

医院成本管理的 5 个环节是相辅相成、环环相扣、缺一不可的。

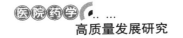

四、成本控制管理内涵及常规模式简介

要开展成本精细化管理，就离不开医院及业务科室的成本控制管理工作，否则就算再精细化的核算和分析，都难以为医院的决策提供有效的价值。成本控制管理是医院成本精细化管理的重要过程和途径，只有了解成本控制管理的内涵和模式，制订完整的成本控制管理方案，才能实现成本精细化管理；反之，只有实现成本精细化管理，才能有针对性地完成成本控制控制管理的既定目标。所以成本控制管理和成本精细化管理两者相辅相成，互为支撑。下面对成本控制管理内涵和常规模式做简要的介绍。

（一）成本控制管理内涵

成本控制管理是保障医院和业务科室进行良好经济运营的重要手段，做好成本控制管理工作，相当于奠定了良性经济发展的基础。成本控制管理是根据医院人力、耗材、药品、能源、公共消耗等成本制订控制方案和目标，结合医院和职能部门的工作职责安排，对经营活动中发生的费用支出按成本控制管理规则进行管理，以及对经营活动的成效进行衡量的过程。

（二）成本控制管理模式

从实际情况看，医院成本控制管理模式不仅限于要求直接降低成本资源耗费的基于成本预算管理的成本控制模式，基于效益考核指标管理和投资管理的成本控制模式也是常规的成本控制管理模式。

1. 基于成本预算管理的成本控制管理

基于成本预算管理的成本控制管理是最常见的医院成本控制方式，其与其他成本控制管理模式相比，具有直接、易操作、可量化等明显特征。

成本预算是按照财务年度进行医院预算管理的重要部分，不同医院设置的成本预算科目类别不同。以西南地区某市级三级甲等综合医院为例，该院设置的成本预算科目类别主要包括日常公用经费、人员经费、项目经费、财政项目支出、日常运行经费、科研及教学项目经费、院拨公用经费、设备资本性支出等大类。在上述基础上进行年度成本预算编制时，医院各职能部门或科室可以轻松评估自身的成本预算总额和科目明细金额，可以根据具体的成本预算科目进行及时的编制调整。同样，在成本预算的执行过程中，各职能部门或科室能轻松查询每次执行的成本预算科目及大类、科目金额、是否存在超支、预算剩余额度等相关信息，并可以根据实际情况加以成本控制管理。

在医院成本预算基础上，若能对各职能部门或科室的成本预算执行情况加以评估和考核，则基于成本预算管理的成本控制管理效果将更加凸显，同时成本控制管理的水平也将得到更大提升。

2. 基于效益考核指标的成本控制管理

基于效益指标考核的成本控制管理属于纯指标考核管理的模式，在早期粗放式的医院成本控制管理和近年来国家三级综合医院绩效考核下，成本控制管理考核评价存在强制性和主观性因素，因此，基于效益考核指标的成本控制管理模式比较容易被接受。

在医院成本精细化管理战略的口号被提出之前，基于医院管理水平较低等因素，多数医院的考核和评价标准仅依赖于一些常见的医院业务经营活动的收入和费用（支出）水平等指标，在这种粗放式的医院经济运营管理水平下，基于效益考核指标的成本控制管理模式很容易被职能部门或科室接受，因为这种考核会涉及各职能部门或科室的绩效评价和奖金分配。

近年来，国家三级综合医院绩效考核指标中涉及了医院临床服务类科室的药品和耗材的收入占比，虽然考核对象是各类收入占比，但随着近年来的国家公立医院医疗改革，陆续取消药品和耗材的加成之后，对医院临床服务类科室药品和耗材的收入占比的考核也间接加强了对其成本的考核，有助于加强临床服务类科室的药品和耗材的成本控制。

基于效益考核指标的成本控制管理，虽然操作简单，容易被各职能部门接受，但考核对象仅涉及收入和支出、药品和耗材等指标的效益管理，不能全面覆盖医院实际成本业务所发生的费用或支出。因此，该种模式并不能全面支撑医院的成本控制管理工作。

3. 基于投资管理的成本控制管理

基于投资管理的成本控制管理模式完全有别于基于成本预算管理和基于效益考核指标的模式，且实现路径完全相反。该模式的特点在于并不以控制各职能部门或科室的实际发生成本总额为目标，而是在当前业务活动基础上进行科学合理的资本性投资，促使被投资项目在投资后的平均成本管理效益较投资前大幅提升，即投资后的单位业务所消耗的成本指标数据呈前后下降趋势，从而在单位业务收费水平不变的情况下，使其利润水平达到新的高度。但从基于投资管理的成本控制管理模式的特点来看，该模式并不适合非临床服务类科室的各类职能部门，仅仅有助于因业务增长的医院设备服务类科室和空间类改造项

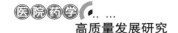

目。如在新型冠状病毒感染疫情防控期间，国家对疫情管控的政策和要求不断加强，西南地区某省三级甲等综合医院，专项投资采购某大型设备用于防控，从根本上解决初期全人工式的对应管理模式，大幅降低管理成本和物资成本。

基于投资管理的成本控制管理模式的实施，必须得到医院财务部门成本管理中心的支持。只有以科学的成本测算模型基础才能证明该模式能否给医院带来更高的投资效益。例如，近年来社会资本不断涌入医疗行业，西南地区某民营血液透析中心前期因空间不足而限制了业务的进一步增长式发展。在得到合理的成本测算支撑数据后，该中心扩张了1倍的空间，后来被证明成本测算是科学的，完全吻合当初的支撑数据，从而提高了效益，大幅降低了单位业务成本。

因此，基于投资管理的成本控制管理模式离不开成本测算，只有科学的成本测算才能有助于降低单位业务成本，在业务量满足的前提下，才能最终实现成本控制的管理。

医院成本控制管理的目标，要么是管理成本总额，要么是管理单位业务成本，但都需要对采用的成本控制管理模式进行有效选择。只有合理的成本控制管理模式，才能真正做到降低资源消耗，节省资源并提高效益。

（何金汗　李明忠　费杨华　张剑）

第二节　医院药学部门成本管理定位及核算组织架构概述

医院药学部门作为服务全院临床服务类科室的医疗技术类科室，其内部由于复杂的工作环境和药物管理流程消耗的成本资源必然受到医院职能管理部门和绩效考核部门的高度重视（双重监管）。因为业务工作流程越复杂，经济运营效率可能越低下，故对药学部门的成本管理定位和成本管理团队的监督管理是非常必要的。因此，本节重点讲解现代医院管理下的医院药学部门的成本管理定位，以及药学部门在成本精细化管理过程中的组织架构，旨在对药学部门在成本管理过程中的职责定位和分工进行确认。

一、医院药学部门在成本精细化管理过程中的分类定位

从医院职能部门的工作职责和内容看，医院成本精细化管理过程中的预

算、核算、分析、评价等环节均不属于药学部门的成本管理职责，因此成本精细化管理的实质和内涵不可能由药学部门独立完成，进一步说明药学部门只属于辅助性的成本控制和管理部门，这是由医院职能部门的职责分工和管理角色决定的。

（一）成本核算定位

要对药学部门在医院科室成本核算过程中的角色进行精确定位，就必须知道医院科室成本的核算规则。目前，医院科室成本核算主要采用"四级核算、三级分摊"规则，按照"谁受益谁承担"原则，以"逐级分摊、分项归集"的方式进行核算，最终将医院成本全部归集到临床服务类科室。而《医院财务制度》中，药学部门属于医疗技术类科室，故药学部门的成本核算数据包含其自身的直接成本及从行政管理类、医疗辅助类等分摊来的间接成本。

（二）成本管理定位

通常意义上讲，科室成本管理工作主要指对成本的分析与控制。医院药学部门的成本管理涉及该科室的人员、材料（原料）、设备、药品、空间等诸多成本细项，每一个成本细项都可能涉及不同的人员、设备及与供应商的人际关系管理。所以，结合科室的实际情况制订科学的成本管理方案，找准科室在成本管理过程中的管理定位才是关键；反之则可能在成本管理过程中出现各种管理矛盾，降低成本管理效益和水平，与医院和科室的成本精细化管理战略背道而驰。

二、医院药学部门成本管理的组织架构及职责

对于具有一定规模的医院而言，医院的成本管理工作内容既复杂又烦琐，因为从医院到科室、从医疗服务项目到病种、从诊次到床日等成本管理都必须按照《医院财务制度》要求进行逐级逐项核算，仅仅依靠某个管理部门或业务科室是不可能单独完成的，必须设置成本管理组织架构和相应岗位，才能全面支撑医院成本管理工作。

（一）成本管理团队的组织架构和岗位

医院成本管理必须至少设置三级管理组织架构。第一级是医院成本管理专项领导小组，第二级是财务部设立的成本管理中心，第三级是各职能部门或临

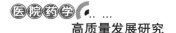

床服务类科室的兼职成本核算员。

药学部门作为药品管理部门，应设立兼职成本核算员，但单纯的兼职成本核算员职权范围狭窄，能够直接支配、处理、报送数据的权限不大，从时效上不能全力、高效地支撑医院成本管理工作。因此，结合医院成本管理团队的重要性、合理性、战略性要求，并按《公立医院成本核算规范》要求，成立药学部门的成本管理团队。关于药学部门成本管理团队组织架构的设立权限，可以根据医院规定向组织架构管理部门申请，在得到批复的情况下，可以按照药学部门综合办公室名义进行组织架构的设立。

在科室成本管理团队和组织架构设立的基础上，除按《公立医院成本核算规范》要求设置兼职成本核算岗之外，其他管理人员和信息资料协助人员的岗位设置可以根据医院的具体要求而定。如果医院岗位设置规定中明确可以根据工作需要设置具体的岗位，则可以在科室内部设置科内成本控制和管理、科内成本信息资料协助等相应的成本管理岗位；反之，则可以采用兼职设岗的方式（即不设置具体岗位名称，根据工作需要采用兼职、副职或辅助的方式设岗，然后在医院绩效或奖金中体现其工作待遇即可）。

（二）成本管理岗位的职责分工

药学部门的成本控制和管理岗、兼职成本核算岗、成本信息资料协助岗的岗位人员，应根据不同工作内容进行职责分工，以便更好地执行医院及业务科室的成本精细化管理战略。

1. 成本控制和管理岗

药学部门的成本控制和管理人员，既受医院成本管理专项领导小组领导，又受医院药学部门的管理团队直接领导。成本控制和管理人员在双重领导下按照医院成本管理要求行使职责，具体包括：①全力负责药学部门的成本控制和管理工作，包括年度计划的制订、实施、流程控制、管理、决策等；②对成本管理团队的兼职成本核算员和成本信息资料协助员的工作有领导、管理、监督、评价权限；③为成本管理工作的顺利开展提供强有力的支持；④督促成本管理团队成员科学、及时、真实、精确地执行医院成本管理工作内容；⑤在兼职成本核算员和信息资料协助员的配合下，按要求和规定为药学部门管理团队提供资源的利用情况；⑥负责药学部门的成本管理培训工作。

2. 兼职成本核算岗

兼职成本核算岗既属于医院成本管理组织架构中的直接岗位，又属于药学部门成本管理团队的岗位。因此兼职成本核算员可以直接根据医院成本管理中心的核算和管理要求进行工作，也可以根据药学部门的成本控制和管理人员的要求进行工作。兼职成本核算岗的职责包括：①在医院成本管理中心和药学部门成本管理团队的领导下工作；②按照要求及时、完整、准确地统计药学部门的成本核算数据；③成本核算数据上报前，对科室成本核算数据统计规则负有责任；④在药学部门成本控制和管理人员的管理下，上报数据至医院成本管理中心。

3. 成本信息资料协助岗

药学部门的成本信息资料协助岗属于辅助性岗位，工作职权范围主要在药学部门内部。其具体职责包括：①协助成本控制和管理人员和兼职成本核算员工作；②负责收集成本核算所要求的数据，如空间、人员、药品、耗材、设备等信息；③药学部门数据分析，为科室领导提供数据信息。

（三）药学部门非成本管理团队的协调管理

医院成本精细化管理战略对成本管理职权范围界定做了科学的引导，认为有效的成本精细化管理是变"领导管理"为"人人管理"。从医院实际情况看，每个职员都离不开成本管理的职权范围，所以药学部门非成本管理团队的职员也有相应的成本管理责任，那就是在有效的工作范围内，积极配合好成本管理团队做好成本管理工作。

三、医院药学部门成本管理的团队规划

前面内容讲述了药学部门成本管理团队的具体组织建设和岗位设置。那么在组织建设和岗位设置之后，应该如何规划团队的工作，使其能够形成高效的工作团队呢？从医院实际情况看，应从成本管理、考核评价、信息化建设三个方面进行规划。

（一）成本管理培训规划

自然界生物的思维意识和知识积累都不是与生俱来的，都是在后天的实践中慢慢培养起来的，医院科室的成本精细化管理工作亦是如此。对于药学部门的成本管理意识和知识培养规划，需从其意识培养的必要性、知识培训的内容和标准、组织实施3个方面进行。

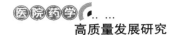

1. 成本管理意识培养的必要性

国家公立医院改革和近年来民营资本在医疗行业的崛起，间接加剧了国家公立医院的利益空间。因此，在医院总体收入稳定的前提下，如何优化成本结构、节省成本资源、提高成本效益等成为诸多公立医院成本管理人员必须面对的棘手问题。俗话说："人无远虑必有近忧。"以西南地区某市三级甲等公立医院为例，新医改之前其效益还尚好，医院并不注重成本预算管理，科室和员工都缺乏成本控制和管理的意识，在新医改政策不断推进的情况下，医院经济运营面临着越来越多的困难。

上述案例充分说明，在医院开展成本管理意识培养是一项必要、长期且复杂的工作，在业务科室开展成本管理意识培养非常困难。但作为医院集合中的一个元素，只要业务科室能完成员工的成本管理意识培养，那么医院集合中的其他部门也能做好。药学部门要想在新医改过程中保持良好的经营效益，必须进行从科室到员工的成本管理意识培养，只有具备了这种意识，才会认真看待自身的成本管理职责，积极主动地开展成本管理工作，并实现科室变"领导管理"为"人人管理"的局面。

2. 成本管理知识培训的内容和标准

既然在药学部门开展成本管理知识培训十分必要，那么培训的内容和标准该如何制定和管理？

从成本管理知识培训的内容看，应该注重以下方面：①成本概念；②成本分类；③成本发生的来源途径；④成本核算的简要过程；⑤成本分析和控制；⑥成本对科室的经营影响分析。对于具体的培养内容，可以结合医院成本管理中心的具体要求，对培养内容进行选择性筛选。

从成本管理知识的培训标准讲，通常情况下的成本管理工作不是非财务部门的主要管理业务，因此对于非医院成本管理中心的成本管理知识培训，多数科室没有具体标准。如果药学部门需要在短期内提高成本管理知识培训效果和水平，可以要求医院成本管理中心提供相应的培训标准检验方式（如在线试题问答、不定期的串讲评价、打分等），以此来检验在科室小范围内的培训效果。

总之，作为药学部门非主要业务的成本管理培训，其内容和标准尽量不做强制性要求，只要能够了解相关知识并清楚科室设立了成本管理组织和岗位，就能达到培训效果，否则因此而影响了科室主要业务，反而会给药学部门带来管理上的不利因素。

3. 成本管理培训的组织实施

药学部门成本管理培训的组织实施，可以由科室的成本管理团队完成，或要求医院成本管理中心的专职人员提供帮助。在科室内部组织成本管理培训时，其成本管理团队负责培训管理相关事务，具体如下：①成本管理培训需要得到科室领导的同意和支持，只有这样才有利于成本管理培训相关工作的开展和推进；②科室成本管理团队根据实际情况，提前选择培训内容并发布到相关工作群，让参与培训或感兴趣的人员提前了解；③根据科室业务工作安排和参加人员情况，妥善安排好培训时间、地点、流程，不能影响药学部门主要业务工作的开展。

（二）成本管理考核与评价规划

随着药学部门的成本管理团队组织架构和岗位设置的完成，为了提高团队管理的效率和水平，应该根据医院成本管理工作的总体要求制定相应的指标考核和评价机制。鉴于多数大型综合医院的科室绩效考核由专门的考核和评价部门负责，因此本部分内容只简单介绍相关的指标管理和评价应用，不做具体的绩效考核和评价管理。

1. 成本管理考核指标的机制管理

鉴于药学部门成本管理团队并非专业的成本管理或财务团队，而且团队成员的工作也并不全部是成本管理，因此在制定该团队的考核指标时，可以考虑从完成工作的质量、时效、完善程度等方面进行设置，具体如表5-1所示。

表5-1　药学部门成本管理团队考核指标

序号	指标名称	指标说明	分值（%）	评分机制
1	上报时间	与标准要求上报时间对比，超时 K 天或提前 N 天给予不同的分值	30	自动评价
2	数据质量	由医院成本管理中心根据上报数据评分	50	成员评价
3	数据量	按未报送数据项的比例计算	20	自动评价
...	......	......	......	......

注：表中均为虚拟数据，仅用来举例说明，不作为医院或科室实际的成本管理方面的真实参考数据，以免产生误导。

可以采用按月考核模式，每月由医院成本管理中心将考核结果反馈给药学部门及其成本管理团队，以便存在问题时，相关岗位人员能够及时地调整工作思路或方法。

2. 成本管理考核指标的评价应用

在考核指标的机制管理部分介绍了指标的制定和评价标准，那么这个标准是否有助于提升药学部门的成本管理价值，要从指标的评价应用于管理方面进行考虑。多数医院只要有组织架构和岗位设置，就会将组织架构和岗位管理的指标列入医院科室的绩效考核和评价体系中，并在月绩效或奖金等级的评定过程中参考上述指标的评价情况，这样就会切实地影响科室团队成员的收益和待遇。

作为药学部门的内部指标进行评价应用，管理团队也可以根据指标考核和评价的结果制定相关的绩效管理机制。在绩效奖金允许的情况下，从科室总体绩效中拿出部分绩效奖金（该部分奖金可以根据科室内部成本管理团队的工作质量评估和时效管理情况酌情划拨）作为成本管理的专项绩效奖金，并根据实际管理情况做出调整。

（三）成本管理信息化建设规划

医院成本精细化管理战略的实施与执行，离不开医院业务管理信息化建设的高速发展。没有完整的业务管理信息化系统，就不可能实现高效的成本管理水平。

1. 成本管理信息化建设的需求梳理

药学部门的成本管理业务是整个医院成本管理业务的很小分支，建议将科室成本管理团队与医院成本管理中心相结合，使成本管理系统的业务模块延伸至业务前台，科室成本管理团队通过网络远程即可完成相关的成本数据管理，且只需根据科室根据成本管理内容向医院成本管理中心提供具体的信息化建设需求即可。

梳理需求时，可以根据不同管理业务提出不同的信息化建设需求，如表5-2所示。

表5-2　信息化建设需求样表

需求列表	需求内容	访问 IP 和端口	操作人员
1	远程导入业务量数据	127.0.0.1:8090	李四
……	……	……	……

注：表中均为虚拟数据，仅用来举例说明，不作为医院或科室实际的成本管理方面的

166

真实参考数据，以免产生误导。

表5-2中的信息化建设需求模板可以作为简单需求采用，如果涉及保密数据或敏感的药品和耗材，则需要采用更加全面的信息化管理模板。

药学部门在梳理需求时，最重要的是与信息化建设实施部门明确以下问题：①要做什么；②如何实施；③实施方法和步骤；④如何监督与管理；⑤如何推进和改进。只有明确上述内容，才会快速推进药学部门成本管理的信息化建设。

2. 成本管理信息化建设的设计要求

21世纪以来，多数大型综合医院的信息化建设能力得到了快速提升，甚至很多医院成立了自己的软件研发部门，与专业的软件公司配合，共同维护医院的信息系统。

在与医院成本管理中心和信息化建设实施部门共同商谈需求时，药学部门应该提出以下几个设计要求：①无纸化的功能设计，以便节约资源，同时保障数据的存储安全；②分类别进行权限控制设计，保障不同的操作人员具有不同的业务功能权限；③短信的提示设计，在数据管理临界时间提示相应人员的数据完整性；④上报数据的自动校对设计，针对不同的数据来源，起到按设定的规则自动校验的作用。

（四）成本管理团队规划及建设的重要意义

药学部门的成本管理团队集中将成本管理意识培训、成本管理知识培训、成本管理信息化建设的相关规划进行简要说明，既有助于科室成本管理工作的开展，又有助于科室成本管理经验的传递和推广。对于药学部门成本管理的团队规划及建设的意义，本小节主要从重要性、合理性、战略性3个方面进行简单阐述。

1. 成本管理团队建设的重要性

对医院成本管理来讲，药学部门的成本管理团队的建设意义重大，其目的是根据《公立医院成本核算规范》要求，"在职能部门和科室设置兼职成本核算员，按照成本核算要求，及时且完整报送本部门（科室）的成本核算相关数据，并确保数据的真实性和准确性，做好部门的成本管理和控制等"。但是从多数医院内部管理经验可知，仅仅在药学部门设置1名兼职成本核算员是不够的，因为兼职成本核算员的职权范围没有药学部门管理团队的职权范围大，而且科室数据需要等到科室负责人员的批准才能合理上报。基于上述原因，成立

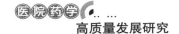

以药学部门管理团队为负责人的成本管理团队才是重要的，从某种意义上讲，唯有如此才能体现出该成本管理团队的重要性。

2. 成本管理团队配置的合理性

如果说药学部门成本管理团队的建立实现了团队"零"的突破，那么其成本管理团队的科学合理配置，则使该团队具有从量变到质变的潜力，同样具有十分重要的意义。药学部门成本管理团队的合理配置，需根据医院成本管理的具体要求和内容来确定，重点要做好以下3点。

一是筛选和确定进入成本管理团队的管理人员。从实际情况而言，不可能科室管理团队所有管理人员均进入成本管理团队，这样既不利于团队的领导和管理，也不利于科室主要业务工作的安排和管理。进入团队的管理人员，须在医院成本管理专项领导小组牵头下，具有统筹整个药学部门成本管理的日常工作的能力，包括数据和资料的审核等。

二是筛选和确定兼职成本核算员。能够进入成本管理团队的兼职成本核算员，需要具有一定的信息数据管理能力，至少对常规的办公软件及其使用方法要很熟悉。这样才能更好地协助团队管理人员及时、完整地处理数据。

三是根据药学部门成本管理团队的需要，增加对科室的人员、设备、耗材、药品、空间等均较熟悉的人员，为团队管理人员提供对应的数据、资料信息，同时协助兼职成本核算员对数据进行统计。

因此，常规情况下药学部门至少配置3名团队成员才能更好地完成科室成本管理和控制工作。但从医院整体成本控制的目的和体系角度讲，药学部门成本管理团队的3名成员均可兼任。

3. 成本管理团队实施的战略性

冷兵器时代的战争策略十分信奉"兵马未动粮草先行"法则。随着国家公立医院药品和耗材"零加成"政策实施，成本管理已在公立医院中大力开展。从医院成本精细化管理战略层面讲，在新医改中做好成本管理的医院，就能够在医疗保险支付中获得改革效益，并提升医院的经济运营水平。

根据《公立医院成本核算规范》要求，医院必须设立成本管理专项领导小组，领导和统筹全院成本管理工作。同时在医院财务部设立成本管理中心，主要负责牵头全院成本管理工作，并在职能部门设置成本管理兼职岗位，协助成本管理工作。因此，成本精细化管理战略的实施，必须从医院的实际情况出发，根据成本管理团队的重要性和合理性原则，在医院统一领导下建立相应的团队，设置相应的管理和辅助人员，并按照医院成本管理的具体要求，科学评估该管理团队是否具备医院成本管理所要求的管理能力和水平。

（何金汗　李明忠　费杨华）

第三节　医院药学部门专业团队及成本分类管理

医院药学部门是集医师药物处方审核、患者合理用药评价、临床药物生产、药物调配、药学研究、药品管理（后勤）等于一体的部门。从药物管理角度来说，它是一个综合性和专业性极强的科室，因此其在医院整个组织架构中的作用非常重要。本节重点对医院药学部门专业团队的组成及针对不同团队的成本分类管理进行介绍。

一、医院药学部门专业团队介绍

根据我国三级甲等医院药学部门组织架构及专业团队构成的普遍情况，医院药学部门组织架构非常明确。同时，医院药学部门专业人员的配置与组织架构功能和职能息息相关，主要包括药物的管理、科研、教学、生产等多个方面，下面将介绍药学部门的 4 类不同的专业团队。

（一）药师服务团队

医院药学部门的药师服务团队的主要职能是负责对临床医师开具的药物处方进行严格审核，以及对患者的合理用药进行科学评价。执业药师对医师所开具的药物处方具有审核、调配、核对的权力，药物处方审核主要包括是否皮试及过敏、是否与诊断相符、剂量与用法是否标准、是否存在临床禁忌、是否重复给药、剂型及途径是否规范等方面。患者合理用药的评价过程主要集中在处方审核过程中，从严格意义上讲，合理用药评价属于药物处方审核流程中的一个步骤。药师服务团队对整个医院（含门诊、住院、急诊）的药物使用负责，并对就医患者的安全用药、合理用药负有责任。综上所述，医院的药师服务团队是衔接医师端、发药端、患者端的药物处方和药物传输的重要中枢组织。从成本精细化管理角度讲，药师服务团队的重要成本要素是人力成本。因此，针对药师服务团队的成本管理主要应该体现在审核业务量、药物安全管控、合理用药指导、患者服务等方面。

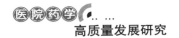

（二）药物生产与调配团队

医院药学部门的药物生产与调配团队主要指某些医院的自制药品或调配药品管理团队，也包括现在的中药熬制和提炼团队，如中药制剂室、西药制剂室、中药煎药室、静配中心等亚专业科室（医院行政序列归属医院药学部门统一管理）。中西药制剂室的职能是利用中药或西药类的原料药制作新的特殊或特效类药物；中药煎药室的职能是根据中医医师开具的中药处方抓药，且可为患者提供中药药物熬制的加工服务；静配中心的职能是根据临床治疗需要调配相应的静脉用药，供临床患者使用。从成本精细化管理角度讲，药物生产与调配团队的重要成本要素是人力成本、原料成本、设备成本。因此，针对药物生产与调配团队的成本管理主要应该体现在人员效率、设备效率、产出率等方面。

（三）药学研究团队

医院药学部门的药学研究团队主要指具有高学历、高能力、高水平的药物科学研究人才团队，其业务宗旨就是在试验理论的基础上，以保障人类健康为目的，按照法律、法规和科学指导的规定，根据药效动力学和药代动力学原理，为临床医学提供新药的药物伦理研究及用药效果研究，并根据临床需要参与药物试验。药物临床试验的完整过程通常分为四期：①临床Ⅰ期药物试验：在 20～30 例正常成年志愿者身上进行初步药理学及人体安全性试验，为后续研究提供科学依据；②临床Ⅱ期药物试验：随机双盲对照试验，观察病例不少于 100 例，主要对新药的有效性、安全性做出初步评价，并推荐临床给药剂量；③临床Ⅲ期药物试验：在新药批准上市前及试生产期间，扩大多中心临床试验，观察例数不少于 300 例，对新药的有效性和安全性进行社会考察；④临床Ⅳ期药物试验：在药品上市后，在大范围内继续进行新药安全性和有效性评价，考察药物疗效和不良反应，该期对最终确定新药的临床价值有重要意义。从临床药物试验的过程来看，药学研究团队的职责和使命非常独特。从成本精细化管理角度来看，药学研究团队的重要成本要素是可能长达数十年的科研资源和人力资源的持续投入。因此，针对药学研究团队的成本管理，主要应该体现在人员效率、实验数据、科研产出（含数据、论文等）等方面。

（四）药物管理团队

医院药学部门的药物管理团队主要指医院药物的管理、采购、运输、储藏、拣药、发药等管理团队。该团队的组成也是最复杂的,既有药学部门领导,又有存储空间的搬运工人;既有药师,又有药物发拣人员。因此,无论是从能力水平还是安全意识的角度,药物管理团队的职能都是最广泛和最重要的。药物管理团队要对整个药学部门的人、财、物进行综合管理,包括本科室的房屋、人员、设备、信息等,从计划到调度都必须安排相应的管理人员专职负责,从根本上保障药物从采购到入院每个环节的安全性;从药物采购的综合性角度出发,既要考虑药物的安全性、规范性、有效性,又要对多厂家的同类药进行对比,从质量、价格、储存等多角度考虑是否购买。同时,特殊类药物应安排专人采购,保证药物采购的可追溯性;药物运输通常由厂家负责,基本可以节省相应的运输成本;药物储藏通常根据每种药物的标准储藏模式,如部分药物仅需常温储藏,而部分特殊类药物需要冰冻或冷藏;拣药和发药基本在同一个环节,通常是患者根据医师开具的药物处方完成缴费后,药房后台的工作人员根据处方拣药,而药房窗口的工作人员则根据系统的安排,核对患者及处方药物的信息,且根据药物服用要求提示患者规律服药,然后按序号完成发药工作即可。从成本精细化管理角度来看,药物管理团队的重要成本要素是人力成本、空间成本、药品管理成本等。因此,针对药物管理团队的成本管理主要应该体现在药物管理效率、药物损耗率、储藏空间、发药效率等多个方面。

二、成本分类管理

成本分类管理是医院药学部门成本精细化管理的关键,能否实现科室成本精细化管理,主要看科室成本管理的颗粒度。颗粒度越细说明成本精细化管理越精确,反之则谈不上科室成本的精细化管理。从国内诸多大型三级甲等医院药学部门的组织架构及专业管理团队的结构来看,药学部门的亚专业越多,其职责分工就越细。以西南地区某省会城市的某三级甲等医院药学部门来看,除了药物管理团队、药师服务团队、药品科研团队,医院还组建了门诊药房、急诊药房、住院药房、药库、静配中心、中药制剂室、西药制剂室、中药煎药室等各个亚专业团队科室。既然是在药学高质量发展下的成本精细化管理,那么在成本管理方面,对于医院药学部门这样的业务科室注定不能一刀切,无论是成本核算方法还是成本控制管理,都必须采用不同的方法区别对待。

(一)区分医院药学部门的成本核算结构

根据本章第一节内容中的成本分类,医院药学部门的成本同样可以分为人员经费、卫生材料费、药品费（分为原料药和非原料药）、固定资产折旧费、无形资产摊销费、提取医疗风险基金、其他费用7大类。因非原料药品主要用于临床科室的就医患者，医疗风险基金的提取目的是应付医院医疗风险事故，因此对于药学部门而言，暂不讨论非原料药和提取医疗风险基金的成本核算和控制管理，仅核算人力、卫生材料、原料药、固定资产折旧、无形资产摊销、其他等成本。

（二）医院药学部门的成本核算实用性介绍

1. 核算方法及优缺点

从当前医院成本管理理论来讲，针对不同的核算对象，成本核算的方法有很多，如阶梯分摊法、收支配比法、作业成本法、比例系数法、点数法等。对于多数三级甲等综合医院而言，无论是医院还是业务科室的成本核算都不复杂，成本精细化管理过程中较为困难的恰恰是核算之后的成本控制管理工作。根据多个医院成本管理的经验来看，阶梯分摊法适用于医院及业务科室的全成本核算；收支配比法仅适用于业务科室的医疗项目成本核算，但是无法规避"亏者皆亏、盈者皆盈"的局面；比例系数法和点数法如果在物价调整较为频繁的情况下，则无法规避因价格调整带来的成本偏差；作业成本法是基于医疗业务流程设计的成本核算方法，对于成本控制管理来说，作业成本法能够揭示成本发生的动因，可以帮助医院药学部门有针对性地开展成本管控工作。

2. 核算方法的实用性匹配

同样以上述西南地区某省会城市的某三级甲等医院药学部门来看，除了药物管理、药师服务、药学研究等团队之外，还组建了各类药房及仓库、药物生产与调配（药物调配、中药及西药制剂、煎药）等亚专业科室。药物管理（含药房药库、采购、储藏、运输、拣药、发药等）、药师服务、药学研究等亚专业科室可以根据医院科室全成本核算模式（阶梯分摊法或比例系数法）对其进行核算，并在结合医院绩效评价基础上，有序开展成本控制管理工作；而药物生产与调配类亚专业科室则可以采用作业成本法进行核算，再结合医院药学部门的绩效评价规则，针对药物生产与调配流程的资源消耗开展成本控制管理工作。

（李健　李建　李明忠）

第四节　基于采购预算制度的原料药品成本精细化管理

自从国家公立医院药品（主要指西药药品）实行"零加成"政策之后，医院及科室的药品管理模式就变成了单向的医疗资源消耗模式，站在医院药学部门的角度来讲，这种模式不仅取消了政策性的管理收入，还存在大量的管理成本支出，使得药学部门部分亚专业管理团队直接由"利润中心"变为"纯成本中心"，从而对科室的经济运营管理造成较大的影响，但对科室经济运营产生影响的因素却不只有"零加成"政策，还有医院库存管理、使用、自然损耗等因素。医院药学部门的原料药品主要涉及制剂室（主要指中药制剂室和西药制剂室等）。鉴于上述药品"零加成"政策的执行，药学部门要想在此背景下取得良好的经济运营管理效果，就必须具备较强的成本管控意识，掌握相应的成本管控方法，从药品源头上下功夫，结合医院成本管理中心，努力做好预算采购、院内流通管理、成本管理、信息化管理4个方面的工作。目前，国家鼓励中医医疗的发展，因此中药及中成药还存在部分收益，本节内容将主要讲述涉及制剂的原料药物的成本管理工作。

一、采购预算管理

（一）精确预算，将医院及科室的采购管控阀门从"事后"提到"事前"

医院药学部门被定性为医疗技术类科室，根据多家公立医院原料药的成本支出结构占比情况看，多数医院原料药平均成本支出占科室总成本的3%左右。虽然占比不大，但在国家鼓励中医医疗发展的情况下，未来中药治疗的范围肯定会进一步扩大，因此其将来的结构占比或绝对值将可能逐年提高，发展前景值得期待。而且原料药的成本支出对医院药学部门的经济运营管理本身也是十分重要的。

1. 统筹制定采购预算制度

在公立医院年度预算整体管理框架下，医院药学部门原料药的采购属于医院药物采购预算的一部分，要做好药学部门原料药的成本控制，就必须从采购

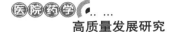

预算的源头进行规划，即医院预算管理部门统筹制定全院科室药品（含原料药）的预算管理制度。预算管理制度为医院及业务科室的综合采购、装卸运输、进场管理等提供制度保障，预算管理制度是科室执行预算管控的合法依据。在非特殊情况下，只有严格执行预算管理制度，将原料药的成本管控阀门从"事后"提到"事前"，才能为成本管控奠定良好的基础。

2. 科学合理编制采购预算

医院药学部门的原料药采购预算管理，应该以上年度的实际使用数据量及本年度医院就医患者的数量预测变化值为基础。通常情况下，采购预算编制越精确、越科学，采购数量的执行工作才能做得越到位。只有将采购预算量与业务量紧密结合，才能编制出精确的科室采购预算。下面介绍两种方案。

第一种方案：总体上以"先年度后月份"模式对原料药编制采购预算，共分为 4 个执行步骤，具体如下。

第一步：预测本年度 1—12 月医院就医患者的业务量数据，根据各月份药物制剂需求的预算波动数据，先后计算本年度预测业务量和本年各月预算业务量占比等数据，其计算公式如式（5-1）、式（5-2）所示。

$$本年度预测业务量 = \sum_{k=1}^{12} 第 k 月预测业务量 \times 100\% \qquad (5-1)$$

$$第 k 月预测业务量占比 = \frac{第 k 月预测业务量}{本年度预测业务量} \times 100\% \qquad (5-2)$$

第二步：将本年度预测业务量与上年度实际业务量进行比较，计算出本年度采购系数，其计算公式如式（5-3）所示。

$$本年度采购系数 = \frac{本年度预测业务量}{上年度实际业务量} \times 100\% \qquad (5-3)$$

第三步：根据本年度采购系数与上年度消耗量计算本年度的采购预算量，其计算公式如式（5-4）所示。

$$本年度采购预算量 = 本年度采购系数 \times 上年度消耗量 \qquad (5-4)$$

第四步：根据本年度采购预算量与各月预算业务量占比计算本年度各月采购预算量，其计算公式如式（5-5）所示。

$$第 k 月采购预算量 = 本年度采购预算量 \times 第 k 月预测业务量占比$$

$$(5-5)$$

从上述 5 个公式可知，年度和月度原料药品的采购编制计划与业务量紧密结合，而且分别将制剂室的各产品业务量与所采购的原料药品的数量分解到具体预算月份，只有这样才能建立科学合理的采购计划，并保证科室药事管理业务的正常开展。

第二种方案：总体上以"月度优先"模式进行采购预算编制，一个步骤可完成，其公式如式（5-6）所示。

$$第\,j\,月采购预算量 = \frac{第\,j\,月预测业务量}{上年度第\,j\,月业务量} \times 上年度第\,j\,月消耗量$$

（5-6）

通过两种方案的公式对比可知，两种方案均采用与业务量相结合的方式进行采购预算编制。第一种方案较第二种方案复杂，但第二种方案却忽略了若某月的原料药超领而未消耗则会导致核算时其成本迅速上升的情况；采用第一种"先年度后月份"方案进行采购编制则可以将这一问题降至最低，从而有利于科室内部的成本管控。

3. 合理考虑医疗资源的损失预算

医院药学部门对原料药的管理，除必须制定科学的采购预算外，还应充分考虑到药品使用过程中的损毁因素。医院每年采购原料药的品类很多、数量庞大，不同的原料药存在不同的保存方法，而在运输、储藏、管理过程中存在诸多不确定的损失因素，如运输过程中丢失、储藏过程中冰箱温度的失调、管理过程中容器的破裂、偶发性的质量不达标、使用过程中的浪费、科研领用管理不善等，都存在潜在的损失风险。

鉴于原料药的损失风险，制剂室应该按照采购预算方式对可能存在的损失预算进行合理估算，在损失预算的基础上加强对运输、储藏、管理、质量等风险的科学评估，同时制定合理的解决方案，降低损失风险程度，为科室节约成本。

（二）攻关谈判，提高采购能力

医院药学部门负责全院的药品采购工作，而制剂室作为原料药的主要使用科室，在质量的甄别与选择上具有较强的专业性。目前公立医院的采购通常采用挂网招采模式进行，从医院角度讲，要想控制采购成本，则"产品优而价格低"是采购谈判的终极目标，所以在采购前，相关人员应该互相配合，在采购方面提出建议和意见，以便做好充分准备及掌握相关的谈判技巧。

1. 提高采购的原料药质量和性价比

目前，医疗市场中销售着诸多同类型及以劣充好的原料药，采购人员如果仅仅依靠供应商的图片展示、价格对比、市场测试数据等资料，想要采购到性

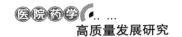

价比高的产品是非常困难的。只有综合考虑供应商的专业等级及信誉，主动对需要采购的产品进行充分的市场调研，经过详细的调研数据对比，甚至需要经过样本采购测试，才能对产品的性能和质量做出最后评价。一般而言，供应商的管理越规范、市场占有率越高，说明其产品越受青睐；反之则说明该供应商的产品可能存有质量瑕疵或安全隐患。

2. 组间优势谈判团队

采购谈判是相互博弈的过程，双方按采购招标流程举行谈判，故要求参与谈判的人员及组织必须遵守谈判规则、坚持信仰、不被渗透，否则即使有再高超的谈判技巧，也很难达到产品采购的目的。谈判时应注意以下几点：①评价供应商产品质量要中肯合理，不能因恶意压价目的故意贬低产品质量；②寻机缓和谈判气氛，进退有度；③化整为零，给对方留下不至于让谈判破裂的合理空间，同时避免让对方了解立场；④坦诚相见，条件成熟时适当透露动机和想法，但不可露底线；⑤谈判过程应文明用语、逻辑严谨、思维敏捷，切忌答非所问而出现语言逻辑上的混乱和漏洞，被对方驳倒而达不到谈判目的。

3. 避免价格随意调整

新医改之后，针对药品收入结构占比的绩效管控指标内涵更趋向严格。现在多数医院在采购合同中并未对价格进行严格限制，通常采用协议议价的方式，对原料药遵循"去唯一供应商"原则，以避免供应商可能因市场占有率、生产原料等因素而随意调价，从而导致各业务科室的医疗行为陷入被动而得不到及时解决。所以医院应该与前来竞标的供应商在采购关系中寻求平衡点，以维护长期的合作关系。

（三）针对采购预算的考核评价

前面针对药学部门原料药的采购工作，从预算管理制度、采购预算编制、损失预算估计等方面做了简单说明。从专业性来说，药学部门对需要的产品更加熟悉，因此在采购预算编制完成后，应该通过预算考核指标的方式，在年度考核时对药学部门参与编制产品采购预算的合理性进行考核，并将考核结果纳入年度绩效评价中。

二、院内及科室管理

医院与原料药供应商签订采购合同或协议的过程中，必须明确规定相关产品的价格与配送等一系列管理要求。协议执行阶段将产品管控纳入全生命周期管理过程，主要包括采购入库、储藏保存、领用出库、使用消耗 4 个环节。

（一）采购入库

采购产品从供应商仓库到医院仓库，通常涉及供应商、医院采供科、医院库房、办公室等多部门联动管理，整个物流环节涉及产品核对、现场清点、仓库登记、监督管理、搬运摆放等。各个环节的具体内容和要求如下。

1. 产品核对

产品核对主要针对供应商配送产品的编号、名称、规格、型号、使用标准等关键信息，防止供应商或运输人员在运输途中偷偷调换产品。

2. 现场清点

现场清点要求检查配送产品的类目、数量、批次等与采购清单是否完全一一对应，若出现问题可以要求配送人员现场与供应商协调解决，避免因疏忽造成损失。

3. 仓库登记

仓库登记要求入库管理人员如实填写各类产品的入库数量、品类、型号、配送人员、配送单据号等，并在接收的单据上签字留痕。

4. 监督管理

产品的装载、卸载、搬运通常由配送人员负责，因此在卸载过程中，仓库管理人员应该驻留现场进行监督和管理，避免采购产品在卸载、搬运途中出现损毁而无法追责。

5. 搬运摆放

搬运、摆放产品时，由于部分原料药属于特殊药品，因此要及时提醒搬运人员，防止搬运导致破损，从而造成损失。同时，为了后续领用便利，需要按照入库前的规划位置进行摆放。

（二）储藏保存

对专业从事储藏工作的人员来说，常温、冷冻、密封、混合等存放模式较为常用。由于药品的属性比较特殊，因此必须依照药品的不同要求进行操作，否则可能导致事故，对医院及科室造成严重危害和损失，也可能给患者带来明显不良反应。需要定期对存放环境进行检查，如温度、湿度、密闭性等，发现

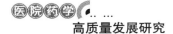

存放环境问题要及时报送相关管理部门，同时检查对温度和湿度较为敏感的原料药是否受到破坏，尽可能将意外损失降至最低。

（三）领用出库

目前，各大医院的患者数量呈逐年上升趋势，医院药学部门原料药的消耗量也逐年攀升。药学部门应根据原料药的品类要求进行存放并制定领用的合理标准，即申请领用量应匹配科室的存放条件和环境，条件与环境好则可多领，反之则按需正常领用即可。

1. 常态化领用

医院药学部门在申请领用原料药时，应根据一定期限内的实际需求进行估算，结合二级库房存储条件，合理申请原料药的品类及数量。建立领用审核制度，避免"多领少用"，造成当月成本与业务量之间出现不正常幅度变化，甚至造成科室损失类成本快速上升。从理论上来讲，原料药的领用量可采用式（5-7）、式（5-8）计算。

$$业务量环比增长率 = \frac{本月业务量 - 上月业务量}{上月业务量} \times 100\% \qquad (5-7)$$

本月领用量 =（上月初库存量 + 上月领用量）×（1 + 业务量环比增长率）- 上月底库存量 (5-8)

依据式（5-7）、式（5-8）可知，每月领用量与业务量息息相关，通过业务量环比增长率确定本月领用量，可有效控制二级库房的实际保存量，从而避免成本的无规律性增长。

2. 非常态化领用

非常态化领用情况非常少见，该种情况通常出现在产品替换或科研技术迭代的过程中。通常情况下，非常态化领用主要指直接由供应商送至使用部门并立即投入使用，采购过程中可采用特殊入库方式进行入库处理，并完成后续的虚拟出库领用。

（四）使用消耗

医院药学部门的各类原料药主要用于药物生产及调配，使用过程中应该根据该批次调配业务量来决定各类产品的领用量，避免领用量不当而发生异常情况。药物生产及调配人员必须规范操作，以免造成不必要的浪费（质量损耗情况除外）。在医疗服务项目成本核算过程中，可以对制剂室的原料药进行精确核算，故应从专业性方面加强控制。

三、推进药学部门原料药的成本精细化管理

近年来，医院成本精细化管理成为医院精细化管理战略的核心，很多医院成本精细化管理均取得了良好的效果。药学部门的原料药品成本作为重点管控对象，在成本精细化战略管理下，应该从哪些方面进行科学管理呢？

（一）医院精细化管理战略推进科室成本精细化核算

医院精细化管理战略对科室成本精细化管理在核算、分析、控制等方面提出了更高的要求。借助完整的成本核算管理体系，医院除对药学部门下辖的制剂室进行科室单独成本核算外，还开展了医疗服务项目成本核算，根据相关方法和原则，将科室成本全部分摊到所有医疗服务项目，从而得到各亚专业科室每个医疗服务项目的实际成本，包括人员、卫生材料、药品、其他费用等主要成本结构。

科室成本核算可以了解药学部门原料药的领用量、使用量、库存、损失等情况，而项目成本核算可以清晰核算出每个医疗服务项目执行过程中原料药的实际消耗量，核算及分析结果对成本管理十分重要。

（二）成本专题分析促进成本管理工作

成本核算可以对人员、药品、卫生材料等成本进行量化管理，成本分析可以对各类成本及成本结构进行微观洞悉。原料药的专项分析一般综合采用同比、环比、趋势等模式，找出科室成本管理问题，亦形成不同的成本控制管理方案，从而加强成本控制管理工作。

四、提升药学部门成本管理的信息化水平

作为医学技术类科室，医院药学部门既是原料药的使用科室，又是它们的管理科室，因为其负责对原料药的采购进行管理。药学部门应加强管理，不能让劣质原料药进入临床使用环节，避免引发药物安全事故。

药学部门对原料药的使用情况应记录在册，同时向医院信息化管理部门提出信息化建设需求，例如：①对接仓库管理系统，满足对各类供应商、资质及有效期、采购批次及时间等信息管理；②能够对每种原料药的型号与规则、等信息进行维护；③能够对每种原料药的说明文档进行维护；④对测试结果进行

记录，便于长期对质量、安全、成分、结构等信息进行管理；⑤对使用效果进行评价。只有这样才能加强对原料药的科学管理，才能便于对供应商、使用效果、科学评价等进行长期管控。

信息管理系统建立之后，可以由药学部门成本管理团队进行管理，这样既有助于对成本进行管控，又有助于对科室医疗资源的使用情况进行及时反馈。

五、药学部门原料药成本管理的重要意义

对于药学部门来讲，做好原料药的成本管理意义有以下几点。

（一）有助于为医院及科室内部的成本管理提供经验

作为医院精细化管理内容之一的成本精细化管理，要求对医院及科室等不同对象进行成本核算。从医院与科室的关系看，做好药学部门成本的管理、控制并加强对各成本因素的分析，可为医院及科室内部的成本管理提供经验，从而为保障医院及科室内部经济效益提供局部支撑。

（二）有助于建立药学部门成本管理机制

医院药学部门原料药的成本管理属于长期性事务工作。采购谈判、运输入库、申请领用、盘点核对等各个环节均需对价格、数量、质量、品类等信息详细把控。只有积极探索并建立长期有效的成本管理机制，落实好管理职责，才能从制度上对医疗资源进行科学、高效、规范的管理，并做好相应的成本管控工作。

（三）有助于奠定药学部门其他成本控制管理的实践基础

若医院药学部门经过长期的原料药成本控制管理，形成行之有效的成本控制管理措施，那么借助于相应的管理措施和经验，在医院成本精细化管理战略的要求下，将为以后其他成本的管控提供思路和方法。因此，药学部门原料药成本控制管理将为其他成本的控制管理工作奠定实践基础。

（李明忠　费杨华　彭渭钧）

第五节　基于 PDCA 管理模式的耗材成本精细化管理

因国家医疗政策等因素影响，公立医院的医用计价耗材属于单收费性质耗材，且医用计价耗材占科室总耗材的平均比例超过 70%。但随着公立医院耗材加成率的取消，医院耗材管理部门直接从利润中心转变为成本中心。从医院及业务科室的成本精细化管理角度分析，如何为医院及各科室节省医用耗材资源，将成为重点内容。本节将重点阐述基于 PDCA 管理模式的医院药学部门的耗材成本管理及应用优化等。

一、PDCA 管理模式概述

首先提出 PDCA 管理模式的是沃特·休哈特（Walter Shewhart），他是一位全面质量管理专家。PDCA 后续由威廉·戴明（William Deming）采纳、宣传、推广并获得普及，故又称戴明环管理模式。PDCA 管理模式的含义是将企业或科室的全面质量管理分为四个过程，即计划（plan）、执行（do）、检查（check）和处理（action）。在全面质量管理过程中，要求把各项工作按照制订计划、计划实施、检查实施效果，然后将成功的管理部分纳入标准，不成功的管理部分放在下一个 PDCA 管理循环中去解决。PDCA 管理模式的四个阶段具体含义如下。

（一）计划

计划是指在全面质量管理工作开展之前，通过市场调研、用户访问等方式，摸清市场用户对质量管理的要求，结合国家出台的全面质量管理政策，针对性执行全面质量管理工作，制定出具体的管理方针和预期目标，并制定出执行规划。

（二）执行

执行是指根据已获取的全面质量管理知识和信息设计具体的方法，制定具体的方案和计划，再根据设计和布局进行具体运作，实现计划中的内容。

（三）检查

检查是指总结计划执行的结果，搞清楚执行结果的对与错，并明确执行的效果，对不正确的执行结果进行分析，要找到相应的问题点。

（四）处理

处理是指对检查结果进行处理，对于成功的经验加以肯定，纳入标准化范畴并进行标准化巩固和管理推广；导致失败的问题要引起重视，总结经验和教训，并提交至下一个 PDCA 循环中去解决。

当前，PDCA 管理模式已被证明是在多个管理领域都能起到良好效果的科学管理方法，并在全世界推广。PDCA 管理模式可以进行周而复始的循环，每次循环结束，成功的经验纳入标准，不符预期的结果纳入下一个 PDCA 循环中去解决，整体呈阶梯式上升状态。

二、PDCA 管理模式的作用和特征

PDCA 管理模式可以使解决问题的逻辑思维方法和实施执行步骤更加条理化、系统化、图像化和科学化，其特点如下。

（一）大环套小环，小环保大环，推动大循环

作为质量管理的基本方法，PDCA 管理模式不仅适用于整个工程项目，还适用于整个企业和企业内的科室、工段、班组以至个人。各级部门根据企业的方针目标，都有自己的 PDCA 管理闭环，层层循环，形成大环套小环，小环里面又套更小的环。大环是小环的母体和依据，小环是大环的分解和保证。各级部门的小环都围绕着企业的总目标朝着同一方向转动。通过循环把企业上下或工程项目的各项工作有机地联系起来，彼此协同，互相促进。

（二）不断前进和提高

PDCA 管理模式就像爬楼梯一样，一个循环运转结束，生产的质量或效率就会提高一步，然后再制定下一个循环，再运转，再提高，不断前进，不断提高。

（三）呈阶梯式上升

PDCA 管理模式并非同水平的循环，而是每次循环会解决其中的部分问题，将部分成果纳入结果，工作效率及水平就逐步提升。每次 PDCA 循环后都要进行总结，提出新目标，然后进行第二次 PDCA 循环，使管理的车轮滚滚向前。PDCA 每循环一次，工作效率及水平均更进一步。

（四）灵活的实施条件与因素

经过几十年的快速发展，中国医疗行业已经缩小了与发达国家的差距。任何好的管理模式都需要相应的实施条件，PDCA 管理模式也不例外，要借助并实施 PDCA 管理模式对医院药学部门的耗材成本进行科学管理，就离不开计划制订、激励机制、责任落实、结果评估等因素。

三、药学部门耗材管理数据分析

以西南地区某省三级甲等综合医院为例，后续内容将对该医院药学部门的耗材成本管理进行介绍。

（一）药学部门耗材管理情况

药学部门耗材管理一直是较为烦琐的事情。从医院成本控制和管理角度讲，耗材管理涉及耗材领用管理、二级库仓储管理、医疗消耗管理、科研消耗管理、损耗管理等多个方面，因此药学部门耗材管理也是科室最核心的成本管理内容之一。该医院药学部门 2019 年耗材管理数据如表 5-3 所示。

表 5-3　医院药学部门 2019 年耗材管理数据

耗材管理	1月	2月	3月	4月	5月	6月	7月	8月	9月	10月	11月	12月
领用计划	89%	86%	88%	89%	94%	89%	92%	93%	93%	94%	92%	95%
医疗消耗	95%	93%	96%	91%	94%	96%	95%	97%	97%	97%	95%	96%
科研消耗	4%	4%	3%	7%	4%	3%	2%	1%	2%	3%	3%	2%
损耗	1%	3%	1%	2%	2%	1%	3%	2%	1%	0	2%	2%

注：表中均为虚拟数据，仅用来举例说明，不作为医院或科室实际的业务管理方面的真实参考数据，以免产生误导。

表 5-3 中领用计划、医疗消耗、科研消耗、损耗等数据均为经上一年度

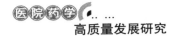
药学部门耗材管理业务量换算并按比例处置之后形成的数据。

（二）医院药学部门耗材管理问题及因素分析

根据对该医院药学部门 2019 年耗材管理数据进行分析，得出了以下 4 个分析结果。

第一个分析结果是药学部门在耗材领用环节，2 月的耗材领用数据呈低值状态，主要与当月的传统节日有较大关系，多数患者通常尽量避免在传统节日来临时去医院（重症患者除外）。

第二个分析结果是药学部门的耗材使用数据，高值与低值比例变化幅度在 4％范围内，说明医院药学部门在耗材使用环节还存在某些隐藏或规范性问题。

第三个分析结果是药学部门的科研消耗比例在 1 月、2 月、4 月、5 月这 4 个月呈现高峰，与药学部门的科研、教学用材有关，按《公立医院成本核算规范》要求，对该部分耗材可单独核算。

第四个分析结果是药学部门耗材损耗数据常年维持在 1~3 个百分点，从全年耗材专项分析结果看，与医院二级库仓储、盘点、使用、质量管控等环节有较大关系。

对药学部门耗材的领用计划、医疗消耗、科研消耗、损耗等数据的分析结果显示，可以借助 PDCA 管理模式对药学部门的耗材进行科学管理。

四、PDCA 管理模式在药学部门耗材管理中的应用

通过对该医院药学部门 2019 年耗材管理数据的分析，以及基于科室耗材管理的重要性和迫切性，结合医院成本管理的实际现状，医院药学部门科室管理小组及成本管理团队决定在 2020 年引入 PDCA 管理模式。先对耗材损耗管理进行试点，再根据试点结果决定是否在后续过程中逐步将 PDCA 管理经验延伸至领用、医疗消耗、科研消耗等环节。下面介绍 PDCA 管理模式在耗材损耗管理方面的应用。

（一）制订耗材损耗管理计划

1. 寻根问底并剖析原因

要制订耗材损耗管理计划，就必须清楚医院耗材损耗存在哪些问题。从该医院药学部门 2019 年耗材的损耗情况看，需重点关注二级库的仓储、盘点、使用、质量管控等过程：①二级库的仓储问题主要存在耗材的保质期、配送意

外、不慎或不当存储等方面；②盘点主要存在盘亏因素；③使用主要存在规格或参数不匹配、敏感度、非标准使用等问题；④质量管控主要涉及不合格耗材的检测与抽样试验问题。

2. 研究对策并制订计划

对于药学部门耗材损耗管理的各类问题，科室管理小组和成本管理团队联合，根据 PDCA 管理模式的原则制定耗材损耗的月份或季度管理计划，具体如表 5-4 所示。

表 5-4 药学部门耗材损耗管理计划

大类	具体问题	日期	名称	批次	登记人	等级	处理方案	改善措施	责任人	预期目标
二级库仓储	保质期失效					3	弃用	强调先进先出管理原则		月/季优化
	配送意外损害					2	弃用	加强配送人员的管理		月/季优化
	不慎或不当储存					3	弃用	依情况而定		月/季优化
盘点	盘亏					1	账务	加强库存及合规账务管理		月/季优化
使用	规格或参数不匹配					5	调整	依情况而定		月/季优化
	敏感度					5	弃用	加强调配人员操作培训		月/季优化
	非标准使用					5	弃用	加强调配人员操作培训		月/季优化
质量管控	检测与抽样试验					2	视情况而定	积极与供应商沟通		月/季优化

注：表中均为虚拟数据，仅用来举例说明，不作为医院或科室实际的业务管理方面的真实参考数据，以免产生误导。

（1）制定耗材损耗问题登记管理制度：医院药学部门对任何可能的问题，都必须要求做到信息登记准确，用于后续耗材管理问题的总结和改善，从而逐步提升科室耗材的管理水平，降低耗材的损耗程度。

（2）对耗材损耗问题进行等级分类管理：将不同耗材的损耗问题分为1～

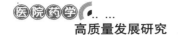

5级，1级损耗的危害程度最低，5级损耗的危害程度最高。问题等级的定义规则基于是否对患者构成安全隐患（主要针对医用耗材），其中1~3级问题基本无安全隐患，4~5级问题则可能出现安全隐患。

（3）制定耗材损耗问题的应急处理方案：医院药学部门根据不同损耗原因制定不同的处理方案，包括弃用、账务、调整、视情况而定4种方案，各个方案的具体内涵如下。

"弃用"方案：因为出现问题后，耗材已无使用价值，作出"弃用"决定是当前最适合、最安全的处理方案。

"账务处理"方案：根据医院物资盘点涉及相关的财务管理办法所作出的最佳管理办法。

"调整"方案：基于原耗材还存在使用价值且可以联系耗材库房进行调换的因素而决定。

"视情况而定"方案：基于检测与抽样试验的不确定因素而决定，因为抽样检验的数量本身很小，这种情况下建议继续抽取合理的样本，如果总体质量在可控范围内，那么该批次耗材的使用价值是存在的；反之则采用其他处理方式。

（4）出台耗材损耗问题的改善措施：医院药学部门根据不同损耗原因制定不同的改善措施，包括"先进先出原则""配送人员管理""依情况而定""库存及合规账务管理""人员操作培训""与供应商沟通"等，内容如下。

"先进先出原则"：防止库房中的耗材久未使用引起产品变质，因此"先进先出原则"也是当前多数医院的策略。

"配送人员管理"：加强配送或搬运过程中的规范性操作，减少耗材的不必要损耗。

"依情况而定"：在不同情况下采用不同的策略，依据是该批次耗材是否还存有价值。

"库存及合规账务管理"：二级库管理方面存在问题，应加强监督管理，并配合财务部门合规账务处理的措施。

"人员操作培训"：对药学部门药物技术人员可能出现对患者造成实际危害性的操作方面，采取针对性培训。

"与供应商沟通"：耗材存在严重质量问题时采用的措施，要求供应商提高产品质量或重新招采。

（5）预期目标：针对耗材损耗管理的目标，医院药学部门可以利用指标管理（以月份或季度为标准），即耗材损耗问题涉及二级库仓储、盘点、使用、质量管控等指标的波动变化情况，在对预期目标分析时采用同比、对比、环比等方法观察指标的变化规律。医院药学部门耗材损耗管理的目的在于提高耗材可使用价值比例，同时提升耗材损耗管理水平和效益。其耗材管理水平的提升主要靠相关管理计划落实到位。

（二）执行耗材损耗管理计划

上述内容对药学部门耗材损耗管理提出了管理计划、信息登记、处理方案、改善措施、预期目标等。从国内医院实际情况看，执行管理计划必须具备以下两点。

1. 加强组织管理和考核评价

加强组织管理的关键是药学部门科室管理小组和成本管理团队对管理计划足够重视，对管理计划中的各个事项进行明确定义，保障执行各个事项所具备的能力，在科室管理小组和成本管理团队的统一组织下，在科室内部开展管理计划的执行和实施工作。

考核评价是管理计划顺利实施的重要保障，在执行管理计划的同时，应根据管理计划制定相应的考核指标，将指标职责落实到具体的责任人，同时将考核评价纳入科室整体考核评价体系，这样有助于管理计划中出现的问题在第一时间进行备案和解决。

2. 严格按步骤执行管理计划

在药学部门耗材损耗管理的执行阶段中，应严格按照步骤执行。一是落实各事项工作内涵，按实际情况对内涵做相应补充和调整，并保证执行效果；二是药学部门科室管理小组和成本管理团队需要对某些特殊情况制订特殊的方案和措施，并保证后期工作的顺利开展；三是药学部门的成本管理团队联合医院成本管理中心，对管理计划的方案或措施进行全面统筹，从信息化建设角度全面考虑最优的解决方案，从而减少人为因素对耗材损耗的影响程度；四是药学部门科室管理小组和成本管理团队需要对二级库管理、盘点、培训、供应商管理等执行过程进行监督管理；五是按照预期目标进行动态管理，从而使耗材管理工作得到全面落实。

（三）检查耗材损耗管理计划的执行水平

在药学部门耗材损耗管理计划中，检查阶段起到了非常重要的作用。检查阶段通常涉及以下 3 个方面：一是科室管理小组和成本管理团队对计划中的每个环节落实其监督职责，特别是对患者生命存在安全隐患的重要计划，必须在一定期限内进行严格的监督，这样才能对耗材问题进行严格管控；二是如果在监督过程中发现了问题，必须将责任落实到个人，同时结合问题制订相应的解决方案，找出问题根源；三是针对医用耗材质量的管理计划方案，科室管理小组和成本管理团队应该联合对后续的检查进行跟踪，以保证管理计划得到全面的落实。

该医院药学部门 2020 年前两个季度的耗材损耗数据如表 5－5 所示。

表 5－5　医院药学部门 2020 年前两个季度的耗材损耗数据

序号	耗材管理	1 月	2 月	3 月	4 月	5 月	6 月
1	二级库仓储管理	0.31％	0.47％	0.30％	0.42％	0.35％	0.29％
2	盘点管理	0.17％	0.14％	0.18％	0.17％	0.15％	0.16％
3	使用管理	0.11％	0.05％	0.08％	0.1％	0.06％	0.05％
4	质量管控管理	0.23％	0.22％	0.23％	0.34％	0.24％	0.24％
5	总体情况	0.82％	0.88％	0.79％	1.03％	0.80％	0.74％

注：表中均为虚拟数据，仅用来举例说明，不作为医院或科室实际的业务管理方面的真实参考数据，以免产生误导。

（四）总结耗材管理计划

从医院药学部门耗材损耗管理计划的执行和检查结果看，涉及患者安全隐患的计划被严格执行且一直处于低水平。而二级库仓储管理和抽样样本的质量管控问题，因存在医院流程复杂和质量管控的不确定因素，还有待进一步采用PDCA 管理模式进行重新规划。由此可见，PDCA 管理模式在医院药学部门耗材管理中的应用经验具有积极的推广意义。

五、PDCA 管理模式在耗材管理中的评价及意义

结合目前国内医疗行业管理的实际情况来看，PDCA 管理模式属于较新型的管理模式，并且在某种程度上可以直接影响医院的运营。在医院耗材管理过程中，PDCA 管理模式已经实现了广泛的推广和应用，从而为医院运营管理提供了良好基础。因此，对于医院科室管理小组和成本管理团队而言，要加强对PDCA 管理模式的研究和应用，促使医院各类管理计划的执行、检查、处理等环节顺利衔接，保证医院各类管理工作在全院整体统筹方面的科学合理性，从

而提高管理效率和实践水平。

（李明忠　费杨华　吴筱霓）

第六节　基于作业成本法的科室成本精细化管理

从 20 世纪 90 年代开始，作业成本法逐步应用于国内企业的成本管理过程，并取得了较为明显的管理效果。本节重点介绍作业成本法在医院药学部门成本管理领域的应用。

一、作业成本法概述

（一）作业成本法的理念

作业成本法又称 ABC 核算法，理论依据是成本动因。作业成本法是紧紧地围绕作业，通过企业在生产和经营产品过程中的价值链、作业、作业链之间的联系，分析成本产生原因，从而归集业务成本，以作业为核算对象进行分摊的一种成本定量核算法。作业成本法的核心管理思想是"产品消耗作业，作业耗费资源"。

（二）作业成本法的核心要素

作业成本法的核心要素是作业，而实施作业成本法的核心步骤就是作业的划分、作业库的确认、单位作业的核算。首先，以作业分析为基础，确认企业产品的生产作业（实施流程），并以产品的主要生产作业为单元，进行主要作业的划分；其次，将多个作业中心单元形成作业库，归集企业的业务费用（成本或支出），待企业的作业库建立之后，再根据作业成本法的核心管理思想，将企业各类资源的价值耗用分摊到作业库；最后，将不同作业库所归集的成本，分配到对应的产品而得到产品的记价成本。该步骤所遵循的计算规则：由产品数量决定作业耗用量，并将这种耗用关系体现在作业动因上。作业动因就是将生产过程中的各作业库中的成本最终分配到产品中去的参数。

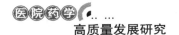

（三）作业成本法与传统成本法的对比

作业成本法和传统成本法之间存在很大的差异，下面主要从成本核算对象、成本核算程序、成本分摊依据、间接费用的处理方式、核算方法的优缺点5个方面进行介绍。

1. 成本核算对象的划分不同

作业成本法以作业为核算对象，并根据作业标准归集企业的成本费用，建立资源、作业、产品的成本核算模式，促进企业产品成本的精细化核算。传统成本法以产品为核算对象，根据部门制造费用归集，若企业使用单一部门的费用分配率，则企业产品成本的核算较为粗糙。

2. 成本核算程序的流程不同

作业成本法建立作业中心，先根据资源动因将间接费用分配到不同的作业，再计算不同作业库的成本，最后按照作业成本法的核心管理思想，将作业成本分配到企业产品。传统成本法往往是根据企业的直接材料和直接人工的标准，以及间接费用的分配，将企业所有的产品成本分配到最终产品。

3. 成本分摊依据的标准不同

作业成本法以企业产品成本的成本动因作为经营和生产成本的分摊依据，建立产品、动因、作业之间的成本纽带，并进行作业成本的分摊。传统成本法以人工（小时）作为分摊依据，进行间接成本的分摊。

4. 间接费用的处理方式不同

作业成本法认为成本的产生是作业消耗了资源，因此作业成本法将间接成本直接化，从而将间接成本像直接成本一样，直接归属到产品。传统成本法则不能将成本费用直接归集到相关的产品费用中去。

5. 核算方法的优缺点不同

作业成本法通过选择合适的成本动因，将资源消耗与间接费用相关联，显示了影响成本动因的决策对作业成本的影响途径，因此提供的信息更有利于企业做出正确的决策。传统成本法的固定成本和变动成本的划分没有直接与产品量化指标相关联，因此提供的决策信息已经越来越模糊。

（四）作业成本法的国内发展现状

近年来，随着国内市场经济的快速发展，每个行业的竞争都变得十分激烈，企业的利润空间不断被压缩，企业为更好地生存和发展，必须加强企业成本的精细化管理。作业成本法在 20 世纪 90 年代逐步被国内企业应用，但应用时间短，发展韧性不够，还存在一系列问题，如合理分配资源的意识不强、信息处理能力和水平不够、自身流程的局限性、资源投入匮乏。基于上述因素，国内企业要想全面应用作业成本法，还要克服很多不利因素的困扰，具体问题将在后续应用评价部分进行讨论。

二、作业成本法在药学部门成本管理中的应用

基于上述作业成本法的基础理论概述和国内企业的应用经验，结合其核心要素的要求及条件，医院药学部门要借鉴作业成本法开展科室成本管控工作，需要做好作业划分、作业成本归集、信息化建设的研发与投资等工作。

（一）作业划分及管理

以西南地区某省的三级甲等综合医院的药学部门为例，药学部门的主要作业内容包括药品合成及生产（分中药和西药）、临床药师服务（含门诊药品处方审核及点评、住院药品处方审核及点评）、静脉药物调制、新药研究、药品管理（含整理、存储、出库、发药等），但是这些作业仅仅是粗略分组，从精确核算的角度看，还不能满足核算的要求，后面需再进一步细分。从药学部门的所有作业内容和流程看，上述作业涉及医务人员（临床药师、护师、管理人员、技术工人）、医学专业设备、耗材（医用和非医用）、原料药（特指未调制加工前的原生态药物）、其他资源（如空间、建筑等）。

1. 作业划分的前提条件

上述内容说明利用作业成本法开展成本核算和管理工作，首先需要对作业进行划分，其前提条件如下：

一是划分的作业要具有医院成本的特征。药学部门所划分的作业必须满足核算时的价值性、目的性、可核算性等成本特征，否则划分的作业将不能参与科室成本核算，也是无效的。

二是划分的作业要符合科室实际的业务流程。利用作业成本法核算成本就是按照业务操作的步骤核算，故划分的作业既不能凭空想象和捏造，也不能因操作简单而随意合并，而是需要综合考虑科室业务的规范和流程。

因此，只有同时满足上述两个前提条件，划分的作业才有价值。

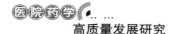

2. 作业划分涉及的成本因素

作业划分除了满足两个前提条件，还应该兼具对成本因素的管理。在后续核算过程中，每个作业只负责单一类别成本的核算，并充当承载单一数据的载体，如人工类作业只负责核算人工成本，设备类作业只负责核算设备成本等。

3. 模拟作业的划分举例

根据作业成本法的应用条件对该科室业务流程进行划分，并与科室提供的医疗服务产品（如药品、医疗服务项目等）挂钩。以中药制剂产品为例，要对其进行成本核算管理，先要了解从原料药到成品制剂的生产过程，包括需要的人力、设备、原料配方等内容。下面就基于作业划分规则对中药制剂室的药物产品 A 进行模拟划分，其结果如表 5-6 所示。

表 5-6　中药制剂室药物产品 A 的模拟作业划分结果

产品	作业划分	作业内容	成本性质	作业份数	成本因素
产品A	生产前准备	人工准备相关设备、耗材、原料药等所花费的时间	人工成本	1	技师、护士
	人工作业	药物熬制过程中的纯人工操作过程	人工成本	3	技师
	专用设备操作	药物调配、熬制、灌装	设备折旧	1	设备 $1\cdots n$
	耗材管理	如非记价的瓶装或灌装标签、胶水等	耗材成本	1	耗材 $1\cdots n$
	生产后管理	废物清理、设备清洗、粘贴标签等	人工成本	2	技术工人

注：表中均为虚拟数据，仅用来举例说明，不作为医院或科室实际的业务管理方面的真实参考数据，以免产生误导。

从表 5-6 可知，中药制剂室药物产品 A 的生产流程共分为 5 个作业步骤，即生产前准备、人工作业、专用设备操作、耗材管理、生产后管理，每个作业所对应的成本性质分别为人工成本、人工成本、设备折旧、耗材成本、人工成本等。

从划分的作业看，还需要各类成本的成本动因（成本分配参数）相关数据的支撑才能真正具有核算价值。下面以人工作业和专用设备操作两个作业为例，设置具体的作业成本参数，如表 5-7、表 5-8 所示。

表 5-7　中药制剂室药物产品 A 的人工作业的详细配置

作业	职称名称	人员数量	人工时间（分钟）	备注
人工作业	高级技师	1	15	高级技师主要负责技术指导性工作
	中级技师	1	120	中级技师和初级技师主要开展药物产品 A 的熬制工作
	初级技师	1	120	

注：表中均为虚拟数据，仅用来举例说明，不作为医院或科室实际的业务管理方面的真实参考数据，以免产生误导。

表 5-8　中药制剂室药物产品 A 的专用设备操作作业的详细配置

作业	设备名称	设备数量	设备使用时间（分钟）	备注
专业设备操作	设备 k	1	35	处理设备 k 需要完成的工作
	设备 m	1	120	处理设备 m 需要完成的工作
	……	……	……	……
	设备 f	1	120	处理设备 f 需要完成的工作

注：表中均为虚拟数据，仅用来举例说明，不作为医院或科室实际的业务管理方面的真实参考数据，以免产生误导。

从人工作业和专用设备操作的作业模拟划分及时间数据看，人工作业时间与部分专业设备操作时间相同（如配置 120 分钟的作业），这是因为专用设备在作业时，同时需要相应技术人员对整个药物产品 A 的生产过程进行监控，包括对设备温度、药物含水量、生产时间及生产过程中可能会出现的某些不可预料的问题。

根据上述作业划分的原理及规则，同样可以对临床药物审核、静脉药物调配、新药研究、药品管理等进行作业划分，并对每个不同的作业设置相应的成本分配参数。

（二）作业成本的合理归集

作业成本的合理归集是药学部门成本精准核算的基本要求，在作业成本法管理过程中，作业成本的归集非常重要。下面就作业成本的归集进行简要介绍。

1. 直接成本

根据划分作业的资源、数量、参数等配置，可以计算出药学部门各类作业所涉及的不同资源的单位成本数据。

（1）人力直接成本：按照月、天、时、分之间的逻辑关系，分别将技师、护士、技术工人等平均单位人力成本计算到分钟。假设 1：平均每个月的正常工作日为 22.5 天（除去假期），各类人员每天工作时间均为 8 个小时，则计算公式如式（5-9）所示。

$$每分钟人力成本＝人均月份成本÷22.5÷8÷60 \qquad (5-9)$$

（2）专用设备直接成本：按照设备每个月的平均折旧额，根据每个月的平均药物产品总量，以及每生产一瓶药物产品 A 的操作时间，将每种专用设备的单位折旧额计算到分钟，计算公式如式（5-10）所示。

$$每分钟设备折旧额＝设备月折旧额÷月使用时间总数 \qquad (5-10)$$

（3）耗材直接成本：以各省的耗材加成改革为准，以西南地区某省为例，在 2018 年年底就已经取消了公立医院耗材加成，故可以采用价格等于成本的简单计算（若要精确计算，则还需要加上科室耗材的采购成本，此处为了计算上的方便，特忽略分配耗材采购成本的流程），其计算公式如式（5-11）所示。

$$每种耗材成本＝每种耗材采购价格 \qquad (5-11)$$

根据上述人力、设备折旧、耗材等单位成本计算公式，假设有以下 3 个结果。

结果一：根据上述公式计算出高级、中级、初级技师的每分钟人力成本（含工资、绩效、津贴、社保、公积金等全成本数据）分别为 5 元、3 元、1.5 元，护士的每分钟人力成本为 2.5 元，技术工人的每分钟人力成本为 0.6 元。

结果二：计算出专用设备 1～n 的每分钟设备折旧额分别为 0.07 元……0.07×n 元。

结果三：计算出耗材 1～n 的成本分别为 1.1 元、2.2 元……1.1×n 元。

其他非人力、设备折旧、耗材等直接成本，将采用后续间接成本相似的分配方式进行分摊。

注：上述计算数据均为方便计算的模拟数据。

2. 间接成本

作业成本法核算过程中的间接成本，并非科室成本核算中的间接成本，而是泛指不能直接计算到以作业为核算单元的成本，当然也包括中药制剂室成本核算中的间接成本。要将间接成本分摊到作业环节，则必须根据设置的成本动因及参数才能满足核算条件，比如人员、业务量、工时等参数，以各作业人数计算公式为例，具体如式（5-12）所示。

各作业人数＝SUM（各作业职称人数×各职称作业耗时比）（5-12）

假设间接人力成本为 200000 元，则计入中药制剂室药物 A 的各人工作业的成本公式如式（5-13）所示。

各划分作业总人力成本值 ＝ 200000 ×［各划分总作业人数 /SUM（各作业人数）］

（5-13）

注：其他大类成本及医辅、管理成本分摊公式类似。数据为虚拟数据。

3. 归集作业总成本

以中药制剂室药物 A 产品的人工作业为例，其单位成本计算公式如式（5-14）所示。

人工作业单位成本＝高级技师每分钟人力成本×高级技师作业时间×高级技师人数＋中级技师每分钟人力成本×中级技师作业时间×中级技师人数＋初级技师每分钟人力成本×初级技师时间×初级技师作业人数＋人工作业间接人力成本/药物 A 产品总量

（5-14）

假设中药制剂室药物 A 产品的生产总数为 20000 瓶，其人工作业人数占比 30％，人工作业的人力总成本则为 6 万元，那么该产品的人工作业单位成本则为：

人工作业单位成本 ＝ 5×15×1+3×120×1+1.5×120×1+60000/20000 ＝ 618（元）

其他作业单位成本的计算公式与人工作业单位成本的计算方法类似，不再赘述。

（三）作业成本的控制管理

作业成本法在成本控制管理中的应用只能从作业成本数据产生源头找到突破口，以中药制剂室的药物产品 A 为例，简要介绍成本控制管理方案。

1. 人力成本控制管理方案

药物产品 A 的人工成本涉及生产前准备、人工作业和生产后管理等 3 个作业。其中，生产前准备作业涉及技师、护士，人工作业涉及高级技师、中级技师、初级技师，生产后管理作业涉及技术工人。要做好人力成本控制管理，就要优化作业的人力资源配置。

（1）开展培训学习，提高经营效率：以人工作业为例，从作业划分表可以知道，高级技师主要开展相关业务技术指导性工作。若让低级职称技术人员通过学习并熟练掌握技术性难点，则高级职称技术人员完全可以退出药物生产人

员的工作过程,使每瓶药物产品 A 的人工成本节省 75 元,成本降低幅度为
12.14%。同时,高级技师也有更多精力来辅助科室内部管理,并积极开展成
本管理工作,提升科室经营效率。

（2）优化资源布局,调整人员结构:以生产前准备为例,从作业划分表可
以知道,技师和护士主要开展生产前的准备工作,包括相关的设备、耗材、原
料药等的准备。如果在科室内部加强空间位置规划和调整,那么不论是技师还
是护士都可节省很多的时间和精力。

（3）加强科研攻关,提升技术水平:加强科室内部业务科研管理,提升科
研攻关水平,利用新技术促进药物生产效率,如果能够将人工作业时间降低
10 分钟,则整个人工作业的人力成本将节省 11.33%。而从国内某知名医院排
行榜的排名也可以看出,公立医院科研值的占比为 20%。因此,提高科室科
研攻关能力,不仅能提升业务管理效率,还可以提升科室声誉值。

2. 专用设备成本控制管理方案

专用设备成本控制管理需要从设备采购和维护两方面入手,因为专用设备
一旦采购成功,对医院来讲,就会产生相应的折旧费。

（1）加强专用设备的采购议价能力,降低采购成本:可以间接降低专用设
备每次操作的单位时间成本。加强设备采购议价能力既与科室业务及专业能力
有关,又与采购人员对市场调研数据的熟悉程度有关。不仅要加强学习,还要
多跑市场调研,才能在专用设备采购中掌握主动权,达到采购目的。

（2）定期开展专用设备维护,延长设备使用时间:医疗专用设备折旧年限
通常为 5 年,每年专用设备的固定折旧额为采购成本的 20%（原值变动情况
除外）。基于上述情况,如果平时能够定期开展专用设备的功能维护,保持 5
年后设备仍能正常运转,那么每年的专业设备操作成本将为 0 元,大大降低整
个专用设备的折旧成本。

3. 耗材成本控制管理方案

自从公立医院耗材加成政策改革之后,对于公立医院来讲,耗材就成了医
院纯成本医疗资源,因此加强耗材成本的控制管理非常重要。耗材成本控制管
理可从以下方面进行。

（1）加强耗材采购议价能力,降低耗材采购成本:该方案与设备采购方案
类似,不再赘述。

（2）提升耗材控制管理能力,降低耗材成本:药学部门作为医技类科室,
如果没有对耗材直接使用成本进行监督,就很难管控其数量。因此要从科室成

本管理的基础上，与整个科室的成本管理团队一起进行管控，可以利用科室成本考核机制来定量管理，也可以通过科室整体耗材消耗情况，加强对亚专业团队耗材消耗的客观评价，从而促使耗材成本在成本结构中的占比逐步合理下降。

（3）保证耗材质量，提高国产耗材使用率：目前，国内多数医疗机构以使用进口耗材为主，特别是高值类的医用耗材，加重患者的就医负担。因此，若能够在保障医疗质量的前提下，积极寻找国内替代耗材，以较低的国内采购价实施医疗服务项目，将降低患者负担，减轻医院科室的耗材成本占比。

四、作业成本法在药学部门成本管理中的应用评价

对于作业成本法在药学部门成本管理和控制中的应用效果，下面主要从方法的缺陷和改进两个方面进行评价。

（一）作业成本法的缺陷

作业成本法在医院成本精细化管理方面虽然具有一定的优势，但也存在部分缺陷，具体如下。

1. 作业成本法自身缺陷

作业成本法的目的是将医院产品、服务、资源进行关联，合理分配成本并提升运营效益。但该方法在核算时较复杂，程序烦琐，因此如不能对医院经营因素进行精准分析，就无法将各项活动所需要的作业成本准确体现，也无法提出有效的管理建议。

2. 作业成本法技术支持困难

作业成本法的成本动因和对象的多样性特征，要求其在对大量数据进行分析时，必须有完善的软件支撑体系，否则就不能完全满足该方法核算的复杂要求。

3. 财务人员专业能力有待提高

作业成本法的科学性毋庸置疑，但因其具有特殊性、准确性、复杂性等特点，要求从业人员具有扎实的基本功，因此需要不断提高财务方面的专业能力和水平，才能提升医院的管理效益。

（二）作业成本法的改进

在医院科室的成本管理和控制工作中，尽管作业成本法具备一定的科学合

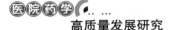

理性，但也存在缺陷，可以从以下几个方面进行改进。

1. 加强财务信息系统的建设

医院财务信息系统的简陋制约了作业成本法的推广和应用。作业成本法环节较多、程序复杂，只能通过计算机软件核算才能满足使用要求，因此要想精度高、速度快、效率高，就必须加强医院财务信息系统的建设，提高信息化操作水平。

2. 加强财务专业人才的培养

作业成本法在医院中的成功推广离不开两点：一是拥有专业的财务管理人才，这些人才拥有专业的财务知识和管理能力，有助于提高信息管理水平和效率。二是通过丰富的理论学习，营造良好的工作氛围，加强专业人才的职业素养。这两点充分发挥了专业人才的积极性，促进了作业管理水平的不断提高，从而为医院经济管理效益发挥最大的优势。

3. 从局部科室到医院整体的逐步推广

全面推广作业成本法需要不断地探索与实践，找到最适合医院的业务管理场景。通过医院药学部门在成本管控领域的应用经验，可以使作业成本法的核心管理思路得到快速推广。

本章未对药学部门的人力成本做成本管理讲述，主要是考虑到人力布局的复杂性。以西南地区某省会城市医院为例，其人力布局包含了院外项目制、劳务聘用制、合同制、编制制、临时技术工聘用制等多种类型，因此作为非专业人力资源成本管理模块，不在本章中赘述。医院成本管理需要顶层设计、统一规划、科室配合，三者缺一不可，故药学部门内部的成本管理十分重要，本章内容从采购预算制度、PDCA 管理模式、作业成本法 3 个方面对药学部门这样的医疗技术类科室的部分成本项目进行详述，主要是希望医院和科室重视成本管理在经济运营过程中的作用，并紧抓成本管控工作，使医院及科室的经济运营管理水平迈上新台阶。

（李明忠　费杨华　顾秀竹）

第六章　药学服务技术、模式及药事管理与药学科教实践创新

第一节　药学服务技术创新

药学服务技术创新是近年来备受瞩目的领域之一。随着医学技术的不断提高和人民群众健康意识的不断增强，药学服务在医疗保健体系中的重要性日益凸显，而技术创新则是实现药学服务优质、高效、安全的关键所在。

一、药学服务技术创新的现状

（一）信息技术在药学服务中的应用

信息技术在药学服务中的应用是目前的主要趋势之一。互联网、大数据、人工智能等技术的应用，让药学服务更加便捷、高效、精准。例如，药品信息化平台、电子处方、健康管理平台等，都是利用信息技术来实现优质、高效的药学服务的典型案例。

（二）药学服务专业技术的发展

药学服务专业技术的发展是药学服务技术创新的重要方面之一。随着药学服务在医疗保健体系中的地位日益提升，患者对药学服务专业人员的要求也越来越高。药学服务专业技术的发展是保障药师的专业素养和服务能力的重要手段。例如，临床药学服务、家庭药学服务、用药指导等，都是药学服务专业技术发展的典型范畴。

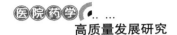

高质量发展研究

（三）互联网医疗和远程医疗

互联网医疗和远程医疗也是药学服务技术创新的热点之一。随着5G、物联网等技术的发展，互联网医疗和远程医疗成为药学服务发展的新方向。通过互联网、视频会诊等方式，可以让药师远程为患者提供药学服务，实现线上诊疗、线下配送等服务。

二、药学服务技术创新的挑战

（一）技术标准和规范的不统一

药学服务技术创新面临的一个重要挑战就是技术标准和规范的不统一。由于不同机构、不同地区的药学服务标准和规范不一，所以技术的开发和应用存在困难。

（二）安全风险和信息保护问题

药学服务技术创新的另一个挑战是安全风险和信息保护问题。在药学服务中会涉及患者隐私信息和药品信息等，如果技术的安全性和保护措施不到位，就可能导致信息泄露和安全风险，给患者和药师带来不必要的损失。

（三）药师专业素质和服务能力的不足

药师专业素质和服务能力的不足，也是药学服务技术创新的挑战之一。药师作为药学服务的主要提供者，其专业素质和服务能力的高低直接关系到药学服务的质量和效果。目前，部分药师在专业知识、沟通能力、服务态度等方面存在不足，需要进一步提高。

三、药学服务技术创新的前景

（一）智慧医疗的实现

药学服务技术创新的前景十分广阔。随着信息技术和医疗技术的不断发展，智慧医疗的实现已经成为一个重要趋势。通过互联网、大数据、人工智能等技术，让医疗更加智能化、精准化。在药学服务中，智慧医疗可以帮助药师更好地为患者提供用药指导、健康管理等服务，提高服务的质量和效率。

（二）药学服务规范化和标准化的推进

药学服务规范化和标准化的推进也是药学服务技术创新的重要方向。目前，我国已经制定了一系列药学服务规范和标准，包括《药学服务规范》《药师服务规范》《药学服务质量管理规范》等。在未来，需要进一步推进药学服务规范化和标准化的实施，提高药学服务的质量和水平。

（三）跨学科合作的加强

药学服务技术创新的另一个重要方向是跨学科合作的加强。药学服务需要依托多个学科、领域的知识和技术，包括药学、医学、信息技术、管理学等。跨学科合作可以让不同领域的专家和学者协同合作，共同推进药学服务的发展和创新。例如，在药学服务中，药师需要与医师、护士、患者等多个群体合作，共同制订用药方案和管理方案，提高药学服务的效果和质量。

（四）基于大数据和人工智能的药学服务创新

基于大数据和人工智能的药学服务创新，是未来的重要方向之一。大数据技术可以收集和分析大量的患者健康信息、药品使用信息等，为药师提供更为全面和精准的用药指导和健康管理服务。同时，人工智能技术可以帮助药师对药品的配伍性、不良反应等进行快速分析和预测，提高用药方案的科学性和安全性。

（五）药学服务的社区化和家庭化

随着社区医疗和家庭医疗的发展，药学服务也呈现出社区化和家庭化的趋势。药学服务的社区化和家庭化可以更好地满足患者的健康需求，提高患者的用药便利性和满意度。例如，药师可以到社区医疗机构和家庭进行服务，为患者提供用药指导、健康咨询等服务，让患者在更加舒适和便捷的环境中获得专业的药学服务。

四、结论

药学服务技术创新是未来药学服务发展的重要方向。在当前世界信息化、智能化、个性化的背景下，药学服务需要不断创新和完善，提高服务的质量和

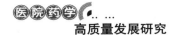

效率，才能满足患者的健康需求。通过引入新技术、加强药师的专业素质和服务能力，实现药学服务的智能化和规范化，促进药学服务的社区化和家庭化，可以更好地服务患者，提高人民的健康水平，推进"健康中国"建设。

（何金汗　沈超　李健）

第二节　药学服务模式创新

随着社会的发展和人民生活水平的提高，人们对医疗卫生服务的需求也在不断地增加。作为医疗卫生事业的重要组成部分，药学服务也面临着新的挑战和机遇。为了提高药学服务的质量和效率，适应患者的需求，药学服务模式也在不断地创新和改进。

一、传统药学服务模式的不足

在传统的药学服务模式中，药师主要扮演着药品发放、储存、配制等传统职能的角色。这种模式忽视了药师在临床中的作用，没有充分发挥其在药学服务中的优势。同时，药学服务的环节单一、服务范围狭窄，难以满足患者的多元化需求。

二、药学服务模式的创新

为了适应时代的需求，我国药学服务模式开始从传统药学服务模式转变为现代化、智能化的服务模式，主要包括以下几个方面。

（一）以患者为中心的服务模式

以患者为中心的服务模式是现代药学服务模式的核心。这种模式以患者为主导，将药学服务与临床实践紧密结合，为患者提供个性化、全方位的药学服务。在这种服务模式下，药师扮演着药学服务的核心角色，为患者提供药学知识咨询、药物治疗监测、药物治疗方案设计等服务。同时，药师还要积极参与医疗团队的工作，为患者提供协作式的医疗服务。

（二）基于药学服务的疾病管理

基于药学服务的疾病管理是一种综合性的医疗服务模式，它将药学服务与疾病管理相结合，为患者提供全面的医疗服务。这种服务模式可以提高患者的治疗效果和生活质量，同时也能降低医疗费用。药师不仅需要提供药学服务，还需要为患者提供健康管理、疾病预防、健康教育等服务。这种服务模式需要药师在疾病管理中扮演更为积极的角色，参与制订和执行患者的疾病管理方案，监测患者的治疗效果和药物安全性。

（三）科技与药学服务相结合

随着科技的不断进步，药学服务也逐渐走向智能化、信息化。药学服务系统、电子病历等信息化工具的使用能够提高药学服务的效率和准确性。例如，在药学服务中引入电子处方、药品信息管理系统、药品自动配送系统等，可以大大提高药师的工作效率，减少药物误用的风险。同时，通过人工智能、大数据等技术，药师能够更好地分析患者的病情和用药情况，提供更加个性化的药学服务。

（四）药学服务与社区医疗相结合

社区医疗是一种注重基层、强调预防和健康管理的医疗服务模式。在这种服务模式下，药学服务被纳入社区医疗中，为患者提供全面的医疗服务。药学服务与社区医疗的结合，可以为患者提供更加便利、贴心的服务，提高医疗服务的覆盖面和质量。在这种服务模式下，药师需要积极参与社区医疗的工作，为患者提供更加全面、个性化的药学服务。

三、药学服务模式创新的意义

药学服务模式的创新，不仅可以提高药学服务的质量和效率，还可以推动药学事业的发展。具体来说，药学服务模式的创新可以带来以下几个方面的影响。

（一）提高医疗服务水平

药学服务模式的创新，可以将药学服务与临床实践紧密结合，为患者提供更加个性化和全方位的药学服务，从而提高医疗服务的质量和效果。药学服务的科技化和信息化，还可以提高服务的效率和准确性。

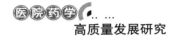

（二）降低医疗费用

药学服务模式的创新可以降低医疗费用，提高资源的利用效率。基于药学服务的深度和广度更好地发挥药学服务的作用，避免患者因不合理用药而导致的治疗不当和医疗费用的浪费。

（三）推动药学事业的发展

药学服务模式的创新，不仅可以提高药学服务的质量和效率，还可以促进药学事业的发展。药学服务的创新可以加快药学科学和技术的进步，推动药学事业的升级和转型。

（四）促进医疗健康产业的发展

药学服务模式的创新，可以促进医疗健康产业的发展，为国家经济发展注入新的动力，创造更多的就业机会，为国家的经济建设做出贡献。

总的来说，药学服务模式的创新是我国药学事业发展的重要推动力量，也是提高医疗服务质量、降低医疗费用、促进医疗健康产业发展的重要手段。药学服务模式的创新需要从多个方面入手，包括服务内容、服务形式、服务流程、服务对象等。同时，药师作为药学服务的主要提供者，也需要加强自身素质和能力的提升，为患者提供更加优质、专业的药学服务。

（何金汗　王治丹　蒋沁宜）

第三节　药事管理与药学科教实践创新

药事管理与药学科教实践一直在不断创新发展，这种发展在很大程度上得益于我国政府对药学领域的重视和投入。

一、药事管理创新

（一）药品审评审批制度的改革

国家药品监督管理局在药品审评审批制度方面进行了一系列改革，以推动药品审评审批工作的高效运行。2018 年 7 月，国家药品监督管理局推出了"4+7"集中带量采购政策，通过对符合条件的 4 个品种和 7 个城市进行竞价采购，以降低药品价格和改善医疗保障，这种政策也推动了国内药企加快新药研发和上市进程。

（二）医疗器械管理制度的改革

2017 年，国务院颁布了《医疗器械监督管理条例》，对医疗器械市场进行规范管理。该条例明确了医疗器械研发、生产、经营、使用等各个环节的管理要求，建立了医疗器械的全生命周期管理制度，确保了医疗器械的质量和安全。

（三）药店管理制度的改革

近年来，国家药监局对药店管理进行了一系列改革，包括实施"三定制度"，即定位、定型、定位；提高药师的职业素养和技能，完善药师队伍的培训机制；加强药品销售的监管和管控，推动医保结算和监管体系的建立等。

二、药学科教实践创新

（一）药学教育改革

近年来，我国药学教育实施了一系列改革，包括开展药学本科教育的"双万计划"、制定药学本科教育质量标准等，以提高药学专业人才的素质和能力。此外，国内高等院校还推动了药学教育的国际化，加强了与国际药学教育机构的合作与交流。

（二）药学实验教学改革

随着药学教育的不断发展，药学实验教学也在不断改进创新。近年来，国内高等院校对药学实验教学进行了多方面的改革，包括引进先进的仪器设备、优化实验教学方案、创新实验教学模式等，以提高学生的实践能力和综合素质。

（三）药学科研创新

我国的药学科研一直处于世界领先地位。近年来，国内药学科研机构不断

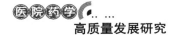

进行创新，取得了一系列重要成果，包括中药研究的创新、新型药物研究的创新、药物靶点研究的创新等，推动了国内药学领域的发展。

（四）药学人才培养创新

我国药学领域一直注重人才培养。近年来，国内高等院校通过创新教学方法、强化学生实践能力培养、优化实习实训环节等措施，提高药学专业人才的素质和能力，以满足国内药学产业的需求。

三、药事管理创新和药学科教实践创新的趋势

（一）加强医药产业和科技创新

随着国内医药市场的不断扩大，我国政府将继续加大对医药产业和科技创新的支持力度，以推动我国药学领域的发展。

（二）引进国际先进的药事管理和教育理念

国内药事管理和教育领域将会不断引进国际先进的理念和技术，以提高国内药学领域的竞争力和创新能力。

（三）推动医学与工程学科的交叉研究

未来，我国将会加强医学与工程学科的交叉研究，推动医学科学和技术的融合，以促进新药研发和医疗器械技术创新。

（四）推动国际药品和医疗器械市场的互联互通

我国政府将加强国际药品与医疗器械市场的互联互通，推动国际的合作与交流，以提高国内医药市场的开放度和竞争力。

总之，我国药事管理创新与药学科教实践创新正处于快速发展阶段，未来将继续加大对医药产业和科技创新的投入，促进药学研究的创新和药学人才培养的创新，以推动中国药学领域的发展。在这一过程中，各级政府、高等院校、科研机构及药企等行业内各方都将发挥重要作用，共同推动我国药事管理创新和药学科教实践创新的发展。

药学是一门应用广泛的交叉学科，其在医学、化学、生物学等多个领域都有广泛的应用。随着国内医药市场的不断扩大和国际竞争的加剧，我国药学领

域必须加强自身的创新和管理，提高药学人才的素质和能力，以满足国内药学产业的需求。在未来的发展中，我国药事管理创新和药学科教实践创新将会不断深化和发展，从而推动我国药学领域的进一步发展和壮大。

（何金汗　李建　蒋沁宜）

参考文献

陈锦珊. 医院制剂管理与合理使用 ［M］. 福州：福建科学技术出版社，2020.

陈涛，潘荷君. 新环境下的医院全成本核算 ［M］. 镇江：江苏大学出版社，2014.

丛斌. 全国人民代表大会宪法和法律委员会关于《中华人民共和国药品管理法（修订草案）》审议结果的报告——2019 年 8 月 22 日在第十三届全国人民代表大会常务委员会第十二次会议上 ［J］. 中华人民共和国全国人民代表大会常务委员会公报，2019（5）：793-796.

高广颖，赵晓雯，李月明. 医院会计与财务管理 ［M］. 北京：人民卫生出版社，2013.

国家卫生部规划财务司. 医院财务与会计实务 ［M］. 北京：企业管理出版社，2012.

国家卫生健康委. 国家卫生健康委关于印发三级医院评审标准（2020 年版）的通知 ［J］. 中华人民共和国国家卫生健康委员会公报，2020（12）：149-192.

何金汗，李健，李建. 现代医院静脉用药调配中心的经营管理 ［M］. 成都：四川大学出版社，2022.

李健，刘可欣，王曼曼，等. PIVAS 药师培训教育体系的研究与探讨 ［J］. 卫生职业教育，2021，39（15）：14-16.

李健，许政坛，张志康，等. APAS-600 型智能化自动配液机对药品配置残留量的控制验证 ［J］. 中国药业，2021，30（15）：68-70.

李小娟. AS 银行零售客户经理绩效考核方案改进研究 ［D］. 西安：西安理工大学，2021.

林璟雯. 公立医院的成本核算管理 ［J］. 财经界（学术版），2014（18）：109.

刘盈，姜波，郭澄. 国内外药师参与整合门诊的文献分析 ［J］. 中国药房，2020，31（6）：740-745.

吕红梅，吴永佩. 我国静脉用药集中调配模式的创建与现状 ［J］. 中国药房，2021，32（6）：641－646.

麻醉药品和精神药品管理条例 ［J］. 中华人民共和国国务院公报，2005（29）：5－16.

米文杰，陈迹. 静脉用药集中调配基础知识问答 ［M］. 北京：人民卫生出版社，2016.

缪丽燕，包健安，沈国荣. 静脉用药集中调配实践与发展 ［M］. 北京：人民卫生出版社，2020.

孙路路，徐建立. 医院制剂配制实践指南 ［M］. 北京：中国医药科技出版社，2012.

孙路路. 医疗机构制剂认证实践 ［M］. 北京：中国医药科技出版社，2005.

孙世光，闫荟. 新编医院药学管理与实践 ［M］. 北京：军事医学出版社，2013.

王娟. 医院全面预算管理的现状与对策 ［J］. 管理视野，2013（8）：164－165.

王临润，张国兵，汪洋，等. 品管圈在医院药剂科质量管理持续改善中的应用 ［J］. 中国药房，2010，21（37）：3491－3493.

王巧飞. 新医改背景下医院成本核算的分析与探讨 ［J］. 中国经贸，2016（6）：246－247.

王童超，杨悦. 新医改形式下医院药剂科发展新思路 ［J］. 临床医药文献电子杂志，2018，5（18）：159－160，162.

王兴鹏. 公立医院内部控制建议 ［M］. 上海：上海交通大学出版社，2016.

王仲萍，徐萌欣. 临床药师参与静脉药物配置中心医嘱审核的重要意义 ［J］. 临床合理用药，2021，14（1）：170－171.

吴波. 作业成本法在医院病种成本核算中的应用 ［J］. 财务与会计，2017（12）：37－38.

吴圣洁，管燕. HIMSS 7 级评审标准下医院 PIVAS 信息化服务的应用实践 ［J］. 中国医疗管理科学，2021，11（5）：52－55.

吴晓龙，何广宏，秦娜，等. 静脉用药集中调配中心建设与管理 ［M］. 北京：人民卫生出版社，2016.

吴颖其，张圣雨，殷桐，等. 公立医院"国考"形势下临床药师绩效考核体系的构建 ［J］. 中国药房，2021，32（18）：2184－2189.

吴永佩，颜青，张健. 全国静脉用药集中调配工作模式与验收管理培训教材 ［M］. 北京：科学技术文献出版社，2016

谢灵波，阙富昌，周本杰，等. 处方前置审核闭环管理模式的建立与应用
[J]. 今日药学，2021，31（7）553－556，560.

严定强，费中亚. TPN处方自动化审核模式在PIVAS的建立与应用 [J]. 药
学与临床研究，2020，28（2）：157－160.

杨文斌，耿洲，潘杰. 智能环境在线监测调控系统在PIVAS洁净室的应用
[J]. 中国现代应用药学，2021，38（14）：1770－1775.

姚萍. 关于公立医院全面预算管理的几点思考 [J]. 中国卫生资源，2014（3）：
107－109.

《易制毒化学品管理条例》（国务院令第445号）中华人民共和国国务院令第
445号 [J]. 中国药物依赖性杂志，2006（2）：76－79.

易松，谭东辉. 我院精细化绩效管理的实践与思考 [J]. 中国医院管理，
2018，38（12）：97－98.

应斌武，李建，何霞. 现代医院检验科经营管理 [M]. 成都：电子科技大学
出版社，2020.

战嘉怡，刘起华，于震. 医疗机构中药制剂备案与注册问答 [M]. 北京：北
京科学技术出版社，2022.

张培林. 公立医院成本核算的理论与实践 [M]. 重庆：西南师范大学出版
社，2017.

张启超. 基于TDABC的A医院医技科室个人绩效管理改进研究 [D]. 泉州：
华侨大学，2020.

赵力杰. 我国医院成本核算与成本管理研究 [D]. 石家庄：河北经贸大
学，2011.

赵曙明，张敏，赵宜萱. 人力资源管理百年：演变与发展 [J]. 外国经济与管
理，2019，41（12）：50－73.

中华人民共和国财政部. 医院会计制度 [M]. 北京：经济科学出版社，2011.

中华人民共和国卫生部令（第53号）处方管理办法 [J]. 中华人民共和国卫
生部公报，2007（4）：1－10.

中华人民共和国药品管理法 [J]. 中华人民共和国全国人民代表大会常务委员
会公报，2019（5）：771－788.

朱红媛，柯江，黎坚，等. 医院全面预算管理实施难点及对策思考 [J]. 卫生
软科学，2013（12）：739－742.